ENCYCLOPÉDIE A.-L. GUYOT

Docteur Alfred PELTIER
Ex-Interne des Hôpitaux

LES MALADIES ET LEURS REMÈDES

Petit Dictionnaire de Médecine
à l'usage de tous

PARIS
20, Rue des Petits-Champs

30 c.

Algérie, Colonies et Étranger : 35 cent.
(Port en plus)

730

DOCTEUR ALFRED PELTIER

LES

MALADIES

ET LEURS

REMÈDES

Petit Dictionnaire de Médecine à l'usage de Tous

PARIS
Collection A.-L. GUYOT
20, rue des Petits-Champs, 20

Vices du Sang
Maladies de la Peau

TRAITEMENT RATIONNEL PAR

Le DÉPURATIF St-ANDRÉ

aux jus d'herbes, à la Salsepareille et aux ferments de raisin

---

PRIX DU FLACON : 4 Fr.

Adresser les commandes au Laboratoire de Produits pharmaceutiques, 51, rue Monsieur-le-Prince (Joindre 0 fr. 85 pour frais de colis postal à domicile).

POMMADE St-ANDRÉ

Guérison rapide de toutes les maladies de la peau

PRIX DU GRAND POT : 2 Fr.

Frais d'expédition : 0 fr. 15.

BISCUITS VERMIFUGES St-DIDIER

Remède infaillible contre les vers des enfants

Prix de la boîte : 0 fr. 75

Envoi franco

PRÉFACE DE L'ÉDITEUR

« Prévenir vaut mieux que guérir »

Grâce aux merveilleuses découvertes de la fin du siècle dernier, on peut affirmer que de nos jours il n'est guère de maladies que l'on ne puisse guérir, ou tout au moins améliorer beaucoup. C'est là un des plus beaux titres de gloire des savants modernes.

Malgré cela, il est toujours bien préférable de ne pas attendre que le mal soit déclaré, ou profondément enraciné, pour intervenir; aussi, croyons-nous que nous ne saurons jamais trop insister près de nos lecteurs pour bien les pénétrer de ce vieil adage éclatant de vérité dans son apparente banalité :

« *Prévenir vaut mieux que guérir* ».

Dans les articles qui vont suivre, **nous dirons** comment on peut guérir les innombrables maladies qui peuvent s'abattre sur nous ; ici quelques lignes nous suffirons pour dire comment on peut les éviter.

Et tout d'abord, pourquoi les maladies sont-elles plus nombreuses et plus répandues aujourd'hui qu'autrefois, pourquoi rencontre-t-on, surtout dans les villes, tant de personnes, au *teint pâle, aux traits tirés, à l'allure fatiguée,* vieillies avant l'âge ? Pourquoi n'entend-t-on parler autour de soi que de maladies inconnues autrefois telles que l'appendicite par exemple ?

C'est que de nos jours à tous les degrés de l'échelle sociale l'existence s'est beaucoup compliquée, la lutte pour la vie devient de plus en plus pénible, de plus en plus ardente.

Comme il est malheureusement impossible de changer pour tout le monde les conditions mêmes de la vie, nous dirons comment on peut remédier à ce qu'elles ont de défavorable. Point n'est besoin pour cela d'aller dans les villes d'eaux, ni de se soumettre à des régimes coûteux et désagréables, quelques médicaments judicieusement choisis suffisent à assurer ou à rétablir la santé.

D'où proviennent nos maladies ? Il n'est pas besoin de chercher bien loin, elles n'ont guère pour origine la plupart du temps qu'un *empoisonnement* ou qu'un *affaiblissement* du sang. En d'autres termes, presque toutes les maladies aigues ou chroniques n'attaquent l'organisme que lorsqu'il y est prédisposé par une affection primitive telle que la *constipation* et *l'anémie.*

En combattant ces deux maladies ainsi qu'il est indiqué à leurs articles respectifs, on a donc beaucoup de chances d'éviter leurs nombreuses complications : *maladies d'es-*

tomac et du foie, appendicite, neurasthénie, maladies épidémiques.

Parmi ces maladies épidémiques ou contagieuses, il en est une sur laquelle nous voudrions attirer spécialement l'attention de nos lecteurs, nous voulons parler de la *Tuberculose*, ce terrible fléau qui cause tous les ans la vie à 150.000 Français, quoique, de l'avis du professeur Grancher et des nombreux savants qui l'on étudiée, ce soit une des maladies les plus facilement guérissables, lorsqu'on la soigne à ses débuts.

Nos lecteurs auront donc intérêt à lire l'article que nous avons fait sur ce sujet.

Pour nous résumer en peu de mots nous dirons :

Combattez la constipation.
Fortifiez votre sang.
Régénérez votre organisme

Et vous aurez toutes chances de vivre longtemps en bonne santé.

Les Maladies et leurs Remèdes

A

ABCES. — Agglomérations de pus, et par extension de matière stercorale, d'urine, qui se forment sous la peau, dans l'épaisseur des organes, ou dans une cavité naturelle ou accidentelle du corps. On distingue plusieurs sortes d'abcès :

1° *Abcès chauds*. — Ces abcès, qui ne dépendent ordinairement pas du tempérament ou de la constitution de l'individu, sont produits par des contusions violentes, par la pénétration dans les chairs de corps étrangers, entraînant avec eux des éléments microbiens, et toute autre sorte d'irritation. Ils se caractérisent par une violente inflammation: douleur vive, chaleur, gonflement, fièvre, insomnie. Ils sont *profonds* ou *superficiels*, c'est-à-dire dangereux dans le premier cas, bénins dans le second.

Le traitement peut être *abortif* ou *curatif*.

Le *traitement abortif* consiste à dissiper l'engorgement avant que la collection purulente ne soit complètement formée. A cet effet, on emploiera les purgatifs drastiques, comme *l'eau-de-vie allemande,* l'eau de Janos, on fera sur la partie malade des onctions avec des pommades résolutives, telles que *l'onguent napolitain belladoné* ou la *pommade iodurée.* La diète est recommandée.

Le *traitement curatif* doit être suivi dès que des élancements dans la partie malade et des frissons se font sentir annonçant la formation du pus. On cessera les purgatifs et on remplacera les pommades par des *cataplasmes de farine de lin laudanisés.* Contre la fièvre, on prendra du *sulfate de quinine* ou de *l'antipyrine*; un cachet de *sulfonal,* de *trional* ou de *véronal,* pris avec une infusion très chaude de tilleul remédiera contre l'insomnie, et un *lavement évacuant* empêchera la constipation.

Lorsque le pus est formé, c'est-à-dire lorsque l'abcès est mûr, le mieux est de l'ouvrir largement au bistouri ou au thermocautère. On évitera ainsi des cicatrices désagréables. On lavera ensuite la poche de l'abcès avec une solution antiseptique. Il est nécessaire de draîner l'abcès avec un tube de caoutchouc rouge aseptique ou une mèche de gaze iodoformée ou salolée, de façon à empêcher la fermeture de l'incision avant le recollement des parois, ce qui amènerait infailliblement la récidive. On pansera avec des compresses trempées dans du

tion est terminée, on remplacera le panse-*sublimé* au 1/1000°, et lorsque la suppura-ment humide par un pansement sec (*pou-dre d'iodoforme ou de salol*).

2° *Abcès froids.* — Ces abcès, appelés aussi *humeurs froides* sont d'origine tuber-culeuse. Leur début est marqué par une tu-meur indolente, ne s'accompagnant presque pas d'inflammation.

Le traitement le plus important consiste à modifier la constitution du malade, en lui faisant prendre une nourriture très riche en matières grasses (*huile de foie de morue* à haute dose, beurre etc.), des toniques (quin-quina), une bonne hygiène, l'exercice au grand air, le séjour au bord de la mer.

Comme traitement local, en outre des onctions avec la *pommade iodurée* ou *l'on-guent napolitain,* on aura recours surtout aux injections excitantes et modificatrices de *glycérine* ou *d'éther iodoformés,* faites par l'ouverture de l'abcès, et s'il est néces-saire, au *grattage de l'os.* Enfin, pour lutter contre les fistules si fréquentes, on fera des injections antiseptiques et cicatrisantes de *chlorure de zinc* au 1/10°.

3° *Abcès métastatiques, Abcès ossifluents.* — Variété d'abcès froids. Les premiers sont dus à une infection morbide, et surviennent dans l'infection purulente (Voir *Infection*).

Les seconds entraînant souvent la mort ont pour point de départ une lésion osseuse, due à la tuberculose.

4° *Abcès dentaires.* — Occasionnés par une dent cariée ou un chicot, ces abcès siègent tantôt sur les gencives, tantôt dans l'épaisseur des joues ou dans les ganglions qui avoisinent le maxillaire inférieur.

Le traitement consiste en applications de *cataplasmes de farine de lin laudanisés,* et en lavages fréquents de la bouche avec un liquide chaud et aseptique comme l'eau boriquée.

Pour prévenir ces abcès, il est absolument nécessaire d'entretenir la bouche en bon état, afin d'éviter la carie dentaire, cause du mal.

ACNE. — Du grec *akmè, inflorescence,* l'acné est une maladie de la peau, caractérisée par une lésion ou un trouble fonctionnel des glandes sébacées et pilaires.

On distingue : l'*Acné simple,* qui se présente sous forme de petites pustules pointues et rouges, dont le sommet ne tarde pas à blanchir, et qui siège principalement au visage, à la poitrine et aux épaules; l'*acné rosacea* ou *couperose,* siégeant sur le nez, dont elle rend la peau violacée, épaisse et rugueuse, et l'*acné* ponctuée, caractérisée par la présence de petits points noirs, appelés *tannes,* qui laissent sourdre, quand on les presse, une matière blanchâtre, que l'on prend pour un ver, mais qui n'est que la *matière sébacée,* secrétée par les glandes sébacées.

Le traitement de cette maladie, due presque toujours à un mauvais état du tube digestif, soit à la suite d'excès de table, de boissons alcooliques, ou à la malpropreté, ou encore à l'âge critique chez les femmes, consiste surtout dans un *régime doux, végétal*, des dépuratifs tels que l'*élixir de longue vie* ou le *dépuratif Saint-André* sont indiqués; mais, en outre, on prendra des *bains tièdes*, quelques laxatifs; et l'on fera sur les parties malades des *lotions* avec de l'eau très chaude, des onctions avec la *pommade Saint-André* ou au *tannin*, et des frictions avec de l'*Eau de Cologne* ou de *l'alcool saturé d'acide borique*.

Pour hâter la guérison des *tannes*, il suffira de presser les boutons pour en faire sortir la matière sébacée qu'ils contiennent.

Les *loupes*, autre variété d'acné, qui sont dues aussi à une accumulation de matière sébacée, et qui se montrent surtout dans le cuir chevelu se font facilement opérer.

ACROMEGALIE. — Maladie qui consiste en un développement anormal, une hypertrophie non congénitale des extrémités. Les mains ou les pieds s'accroissent en largeur et en épaisseur, et leur volume contraste particulièrement avec celui du bras ou de la jambe restés normaux. On constate aussi des déformations de la face (*facies acromégalique*).

Cette maladie, dont la marche est lente, progressive, débute de vingt à vingt-six ans. Elle conduit à la cachexie générale, et on ne peut indiquer aucun mode de traitement rationnel.

ACTINOMYCOSE. — Cette maladie infectieuse, commune à l'homme et aux animaux, est déterminée par la présence dans les tissus d'un parasite végétal (*champignons du genre actinomyces*), qui se communique par l'absorption, dans le tube digestif, les voies respiratoires, ou par l'inoculation des plaies, de substances végétales (épis de blé, balles d'avoines, brins de paille, etc.), sur lesquelles se trouvent les parasites.

Ces parasites provoquent des tumeurs arrondies et purulentes qui peuvent siéger dans les os, le cerveau, les poumons, la bouche, le pharynx, la plèvre, le péritoine, les ovaires, la vessie, les reins et la face.

Le diagnostic est facile grâce à l'examen microscopique. Quant au traitement, il varie suivant le siège de la tumeur. Les lésions des tissus mous (langue, pharynx, etc.), peuvent être justiciables du traitement par l'*iodure de potassium*, mais le seul traitement utile est l'*incision*, le *raclâge* ou *l'extraction* des tumeurs, si cela est possible.

AGE CRITIQUE, ou *Ménopause*. — Suppression définitive des menstrues.

La Ménopause s'observe de 35 à 55 ans, mais le plus souvent de 45 à 50 ans. La malade observe des troubles de la menstruation, qui apparaissent sans cause apparente; le flux menstruel, souvent précédé d'un écoulement muqueux, montre beaucoup d'irrégularité dans son apparition, revenant soit tous les quinze jours, soit toutes les six semaines. La femme constate des désordres du côté de l'estomac; elle a des bouffées de chaleur à la tête, elle est sujette à des vertiges, des éblouissements, de la céphalalgie, des étouffements, des palpitations et quelquefois elle se plaint d'élancements du côté de l'utérus, de pesanteur dans les reins, et de démangeaisons à la vulve. Le pouls est fort, et quelques sujets peuvent présenter des éruptions cutanées comme l'*acné*.

Cette période que redoutent nombre de femmes, se passe presque toujours facilement, sans conséquences funestes. Le traitement consiste à recourir aux hématiques, pour faciliter et régulariser le cours du sang, les *pilules Michells*, prises à la dose de une à chaque repas, offrent l'avantage de fortifier le sang sans fatiguer l'estomac et sans provoquer de constipation. On aura recours au *valérianate d'ammoniaque* et aux affusions tièdes sur la tête, contre les troubles nerveux, enfin à un régime alimentaire reconstituant.

AIGREURS. — Les aigreurs ou acidités se

caractérisent par des renvois acides de l'estomac, se produisant à jeun ou après les repas. Les aigreurs dénotent un mauvais état de cet organe, et elles sont principalement observées chez les personnes faisant abus de crudités, de vinaigre, d'assaisonnements et de boissons acides comme le cidre, la boisson de fruits, etc.

Pour les combattre, on emploie la *magnésie calcinée*, le *sel de Vichy* ou *bicarbonate de soude*; et un régime alimentaire consistant en *viandes rôties*, en *légumes verts ou en purées*, et comme boisson de la *bière* très légère ou mieux de l'*eau minérale*.

ALBUMINURIE. — Trouble de la sécrétion urinaire, qui se caractérise par la présence de l'albumine dans les urines.

Cette maladie peut survenir à la suite d'un refroidissement, ou au cours de la grossesse et de certaines maladies, comme la scarlatine, l'érysipèle, la pneumonie, la fièvre typhoïde, le choléra; mais, dans tous ces cas, elle est passagère. La cause la plus fréquente est l'altération du rein, la lésion étant due à l'état général ou à un groupe de lésions rénales persistantes, qui sont les *néphrites* (Voir *Néphrites*).

Pour rechercher l'albumine dans les urines, on remplit au tiers un tube de verre, dit *à essai*, avec l'urine douteuse, on y verse ensuite quelques gouttes d'acide azotique et l'on fait chauffer à la chaleur de la lampe à alcool. Si l'urine est albumineuse on aperçoit aussitôt un nuage blanchâtre et floconneux, qui se dépose lentement au fond du tube.

Comme moyen de traitement, la diète lactée s'impose absolument. On fera sur la région rénale des frictions stimulantes ou encore des applications de pointes de feu ou de ventouses scarifiées. Si l'albuminurie tient à un trouble circulatoire, les injections *d'ergotine*, de *digitale* sont ordonnées. Enfin, dans les *albuminuries cachectiques*, on prescrira l'*iodure de potassium* et les *préparations ferrugineuses*.

ALCOOLISME. — On nomme ainsi toute maladie produite par l'abus des boissons alcooliques. On distingue deux sortes d'alcoolisme : l'alcoolisme aigu et l'alcoolisme chronique.

L'alcoolisme aigu, ou *ivresse*, produit par une absorption de boissons plus forte que d'habitude, est caractérisée d'abord par une exaltation des idées et des actes, puis par des troubles de la coordination et de l'accommodation nerveuses, s'accompagnant de vertiges, de céphalalgie, d'hallucinations, et enfin par la perte complète du sentiment et du mouvement.

Une dizaine de gouttes d'*ammoniaque* dans un peu d'eau, dissiperont une ivresse légère, mais dans les cas graves on desserrera les vêtements du malade, on lui donnera de l'air, enfin on le fera vomir et on le frictionnera énergiquement, pour éviter une congestion fatale.

L'*alcoolisme chronique*, est un état morbide produit par l'usage journalier des spiritueux (*absinthisme, œnilisme*). L'organisme est alors complètement intoxiqué; l'alcoolique n'a plus d'appétit, il éprouve le long de l'œsophage une vive sentation de brûlure; il est en proie à d'intolérables maux de tête, à des vertiges, à des crampes dans les mollets, à des hallucinations de la vue et de l'ouïe... Son sommeil est hanté par des cauchemars (rêves d'animaux)... Il a des pituites matutinales; et l'on constate, à l'examen, des anesthésies partielles, et de l'hypertrophie ou de l'atrophie du foie, suivies fréquemment d'ictère. L'action de l'alcool sur le système circulatoire se traduit par l'hypertrophie du cœur avec dégénérescence graisseuse, tandis que les parois des vaisseaux s'altèrent. La mort peut survenir dans un accès aigu (*delirium tremens*).

Ces alcooliques procréent malheureusement des êtres qui héritent de la tare paternelle (*alcoolisme héréditaire*), menacés qu'ils sont presque tous par la méningite tuberculeuse, par l'hystérie, l'épilepsie ou l'idiotie.

Le traitement de l'alcoolisme chronique est surtout moral. — On ordonnera l'hydrothérapie et surtout les *douches froides* contre les accidents nerveux; le *bromure de po-*

tassium, voire la *morphine*, sont recommandés dans les épisodes aigus.

ALTERATION. — Grand besoin de boire. Si l'altération ne tient pas à une cause morbide, comme le *diabète*, le meilleur moyen de l'éviter est de solliciter la salive en mettant dans la bouche quelques petits cailloux. En été, on s'abstiendra de boissons glacées et alcoolisées, pour les remplacer par du café ou du thé légers chauds, ou mieux encore par de l'eau, dépouillée, bien entendu, de toutes ses impuretés.

AMAIGRISSEMENT. — L'embonpoint est loin d'être une cause de santé et dans certains cas, au cours d'un traitement, l'amaigrissement, s'il n'a pour cause la tuberculose, indique que l'organisme se modifie et que l'élimination des diverses toxines accumulées dans l'organisme se fait bien.

Quant aux personnes maigres et de bonne constitution qui veulent engraisser, elles devront prendre peu d'exercice et prendre comme nourriture des aliments gras et des farineux (haricots, lentilles, pommes de terre, pois). Les excès de toutes sortes, les veilles, les chagrins devront être évités.

AMAUROSE. — L'amaurose ou *amblyopie* ou *goutte sereine*, n'est pas une maladie particulière à symptômes spéciaux, mais elle est produite par différentes lésions comme les *dégénérescences* ou le *décollement de la retine*, l'atrophie du nerf optique, maladies qu'il faut elles-mêmes rattacher à un mauvais état de la nutrition. C'est donc l'état général qu'il faut avant tout modifier.

AMPOULES. — Les *ampoules* ou phlyctènes, sont de petites boursouflures de l'épiderme, contenant un liquide clair appelé sérosité. Elles sont provoquées par une cause quelconque d'irritation : frottements, foulures, etc.

Le traitement des ampoules des pieds et des mains consiste à traverser de part en part les vésicules avec une aiguille préalablement flambée et munie d'un fil de soie très fin dont on noue les deux extrémités, après avoir retiré l'aiguille.

Pour éviter les ampoules des pieds et des mains, il suffira d'oindre ces parties d'un corps gras : *vaseline* ou *axonge*, ou encore de poudre adoucissante : *poudre de talc, d'amidon, etc.*

ANEMIE. — Cette maladie si fréquente chez les jeunes gens, et surtout chez les jeunes filles (Voir *Chlorose*), au moment de la formation, consiste en un appauvrissement ou plutôt en une *déglobulisation* du sang. La déglobulisation est la diminution du chiffre des globules rouges ou *hématies* qui constituent les éléments les plus importants du sang. A l'état normal, on trouve sur 1.000

grammes de sang desséché 141 grammes de globules rouges chez l'homme, et 127 grammes chez la femme; dans l'anémie, le chiffre des hématies peut descendre à 100 ou même à 65 pour 1.000.

L'anémie tient soit à une alimentation insuffisante, soit à des hémorragies répétées (épistaxis, métrorragies, etc.), soit au manque d'exercice, à la privation d'air et de lumière, mais elle se rattache très souvent à un mauvais état des organes digestifs qui éliminant mal, ne fournissent pas au sang les matériaux nécessaires.

Comme symptômes on observe la pâleur de la face et des muqueuses, conjonctives, lèvres, etc. Le malade se plaint de bourdonnements d'oreille, de maux de tête, de névralgies, de vertiges, de maux d'estomac. Le pouls est faible et le cœur est agité de battements violents. On observe en outre l'anorexie, c'est-à-dire le manque d'appétit, la diarrhée, ou plus souvent la constipation, des évanouissements qui, parfois, deviennent des syncopes et des attaques de nerfs. Enfin, la femme a des pertes blanches ; ses règles sont abondantes ou rares, irrégulières, et même, dans certains cas, elles cessent complètement.

Par suite du peu de résistance qu'elle donne au sujet, l'anémie prédispose à nombre de maladies contagieuses et épidémiques, et principalement à la *tuberculose* et à l'*hystérie.*

Traitement. — Les *ferrugineux* constituent le traitement par excellence de l'anémie, car ils restituent au sang l'élément vital qui lui manque.

Il ne faut pas croire cependant qu'on peut prendre le fer impunément sous toutes ses formes. A l'état de poudre métallique ou de la plupart des combinaisons qui entrent dans les pilules lancées à grand renfort de réclame, il fatigue l'estomac et provoque la constipation.

La seule forme inoffensive et vraiment efficace est la combinaison du *fer* et de la *nucléine*; ainsi combiné, le fer est en quelque sorte tout digéré et peut passer directement dans le sang sans fatiguer l'estomac.

Cette préparation étant délicate à faire, il est préférable d'avoir recours aux spécialités qui l'utilisent, une des formules les plus recommandables est celle du *Docteur Michells* qui nous a donné d'excellents résultats.

On pourra prendre les *pilules Michells* à la dose de deux par jour, une au milieu de chaque repas.

On complétera le traitement médicamenteux par une suralimentation rationnelle. On insistera sur les viandes crues ou saignantes, sur les légumes nourrissants tels que haricots, épinards, lentilles.

Enfin, on boira aux repas de l'eau ferrugineuse de *Bussang*.

ANEVRISMES. — Tumeurs sanguines situées sur le trajet des gros vaisseaux.

Causés par un traumatisme quelconque, coup, chute ou blessure ou par des excès de table ou de boisson, les anévrismes se caractérisent par de violents battements à l'endroit où ils siègent.

Le traitement est, suivant les cas, la situation des tumeurs, chirurgical ou médical. Pour ce dernier on prescrit l'*ergotine*, le *perchlorure de fer*, l'*iodure de potassium*. Les injections de *sérum gélatiné* ont donné d'excellents résultats.

ANGINE. — On distingue plusieurs sortes d'angines :

1° *L'angine simple*, ou *amygdalite*, qui est le mal de gorge ordinaire, et qui se caractérise par la rougeur et le gonflement des amygdales et par une grande difficulté à exercer les mouvements de déglutition. Elle s'accompagne toujours d'accès fébriles, très violents, de courbature, de céphalée et d'insomnie. Provoquée ordinairement par un refroidissement, cette maladie est souvent due à une prédisposition de l'individu, dont les amygdales, à l'état normal, sont déjà grosses et engorgées.

Comme traitement : il faut, au début, essayer de faire avorter l'angine en se gargarisant fréquemment, toutes les demi-heures, avec un *gargarisme boriquée* chaud. Lorsque l'inflammation est déclarée, on aura recours aux *gargarismes adoucissants*. La *demi-diète* est ordonnée, ainsi que des purgatifs légers, *huile de ricin* ou *sulfate de soude*.

Si les amygdales ont toujours un développement exagéré, le mieux est de les faire couper.

2° *L'Angine granuleuse*, ou *pharyngite granuleuse*. Petites granulations situées au fond de la gorge.

Le traitement de cette maladie consiste en badigeonnages de la gorge avec de la *teinture d'iode* ou de la *glycérine phéniquée*, en *pulvérisations*, *fumigations*, *inhalations*. Les préparations arsenicales, *liqueur de Fowler*, *liqueur de Boudin*, et les purgatifs légers sont aussi recommandés.

3° *L'angine couenneuse*, ou *angine diphtérique*, est la plus grave, car elle est, comme le croup, une des formes de l'empoisonnement diphtéritique.

Cette maladie, très contagieuse, qui se montre principalement chez les enfants lymphatiques ou scrofuleux, débute par un *mal de gorge*, accompagné de fièvre, de malaise général et de fièvre. Dans le fond de la gorge on distingue des peaux blanchâtres, qui se détachent plus ou moins facilement par le frottement et qui constituent les *fausses membranes*. Celles-ci s'étendent aux fosses nasales et au larynx, constituant alors le *croup*.

La mort est provoquée par asphyxie et

décomposition de sang; mais, aujourd'hui, grâce au *sérum antidiphtérique de Roux*, on peut être à peu près certain de la guérison.

En attendant l'arrivée du médecin, on prescrira un *vomitif* qui aidera à l'expulsion des fausses membranes, et l'on badigeonnera avec du *jus de citron*.

Il est nécessaire d'éloigner les enfants. Quant aux parents qui soignent le malade, il est nécessaire qu'ils prennent de très grands soins d'hygiène, et se lavent les mains chaque fois qu'ils ont touché le patient ou à ses déjections, avec une solution de sublimé au 1/1000°... Enfin, les linges, les vêtements du malade seront brûlés, et la chambre, ainsi que la literie seront désinfectées minutieusement après la guérison.

4° *Les angines gangréneuses* sont caractérisées par l'apparition sur les amygdales ou le pharynx, de plaques noirâtres qui dégagent une odeur fétide se mêlant à l'haleine... On constate une vive inflammation des ganglions du cou, et une forte salivation. Cette maladie, qui entraîne généralement la mort, se traite par des *cautérisations*, et des *gargarismes antiseptiques*.

ANGINE DE POITRINE. — Causée par une maladie du cœur ou de gros vaisseaux, l'angine de poitrine est caractérisée par de violents accès de suffocation et d'oppression, accompagnés d'une violente douleur à la région précordiale, et même dans toute la poitrine. Ces accès se produisent soit au cours d'une marche exagérée, soit en gravissant un escalier trop vite.

Au moment des accès faire respirer de *l'éther* au malade.

ANKYLOSE. — L'ankylose, qui succède souvent à un traumatisme, est la soudure des os et d'une articulation. Dans certaines fractures, où l'on ne constate qu'une simple raideur des ligaments, on peut facilement ramener les mouvements dans le membre malade, par les *massages*, des *douches locales*, et des frictions à l'aide d'une pommade résolutive.

Lorsque les os sont complètement soudés, il n'existe aucun traitement pour rompre l'ankylose.

ANTHRAX. — L'anthrax diffère du furoncle en ce qu'il attaque les couches profondes de la peau, et qu'au lieu d'un seul orifice, il en a plusieurs, ressemblant aux trous d'un écumoire, par où sortent les bourbillons.

L'anthrax, toujours grave, est une grosseur rouge, arrondie, indurée, et très douloureuse. Son siège de prédilection est le cou, la partie postérieure des cuisses, le pli du bras, le dos de la main, le dos.

Si l'on n'a pas pu faire avorter le mal dès son début par des onctions résolutives avec *l'onguent napolitain*, et des compresses de *sublimé* ou de *liqueur de Van-Swieten*, il faut avoir recours, comme pour les abcès, aux cataplasmes de farine de lin laudanisés; et faire inciser largement la tumeur. Ensuite on emploie le même traitement que pour les abcès.

APHASIE. — Lésion du cerveau, siégeant au pied de la troisième circonvolution frontale, qui empêche le malade d'articuler les mots.

Le traitement de l'aphasie, due soit à l'alcoolisme, soit à des troubles nerveux, soit à des hémorragies cérébrales, consiste dans le repos absolu du corps et de l'esprit, en un régime très sévère, et l'usage des alcalins.

L'aphasie se complique souvent d'*agraphie,* qui consiste en la perte de la facultté d'écrire. On remarque encore la *surdité vertale,* dans laquelle le malade ne comprend pas les paroles qu'on lui adresse, bien que les entendant, et la *cécité vertale,* dans laquelle le malade se trouve dans l'impossibilité de lire sa propre écriture ou celle d'autrui, bien qu'ayant toujours la faculté de parler et d'écrire.

APHTES. — Petites ulcérations, siégeant dans l'intérieur de la bouche et laissant sourdre un liquide acide et irritant. Comme les aphtes sont ordinairement produits par un mauvais état des voies digestives, le malade doit à côté du traitement local, qui consiste en de fréquents lavages de la cavité buccale, à l'*eau boriquée*, surveiller son alimentation, et prendre des *purgatifs salins*, et des *tisanes dépuratives*.

APOPLEXIE CEREBRALE. — Cette maladie, encore appelée *hémorragie cérébrale*, *coup de sang*, et due soit à la rupture des vaisseaux du cerveau, soit à l'artério-sclérose, se produit surtout vers la cinquantaine, chez les personnes douées d'un fort embonpoint, au cou court, et au visage fortement coloré. Elle est due principalement aux excès de table et de boissons. L'attaque s'annonce par certains signes précurseurs, tels que *étourdissements*, *éblouissements*, *bourdonnements d'oreilles*. On remarque aussi souvent de l'embarras de la parole; la marche est incertaine; puis l'individu tombe sans connaissance, rigide.

Pour secourir le malade, il faut l'étendre sur un lit ou un canapé, en ayant soin de tenir la tête peu élevée. Ses vêtements seront desserrés, et l'on ouvrira toutes les fenêtres, de manière à donner au patient le plus d'air possible. On aura ensuite recours à la révulsion : *frictions* avec de la flanelle sur tout le corps; *sinapismes* aux jambes, et application de *sangsues* derrière les oreilles. S'il est possible, administrer un purgatif énergique, comme l'*eau-de-vie allemande*.

Après l'attaque, on constate souvent que le malade est paralysé de la moitié du corps (*hémiplégie*). Il faut le tenir couché et le mettre à la diète, en lui faisant prendre des alcalins (*Eau de Vals, de Vichy*).

Pour prévenir l'attaque, avoir soin de tenir le corps libre par des laxatifs (*eau de Janos, pilules romaines de Devin*), et de ne pas sortir à jeun.

En outre de la paralysie, les conséquences de l'apoplexie sont les *contractures*, l'*athétose*, ou mouvements continuels et involontaires, dans les mains, les doigts, les pieds, et les *convulsions*.

APPETIT. — Nous voulons parler ici des troubles de l'appétit, qui peut être diminué, augmenté, perverti.

La perte de l'appétit ou anorexie, se montre principalement dans l'*anémie*, la *chlorose*, et dans tous les *embarras gastriques*. On l'observe également au cours des maladies aiguës.

Le traitement consiste à donner au malade des préparations stimulantes, telles que la *gentiane*, et surtout les préparations de *quinquina* telles que le tonique Michells.

Dans certains cas d'augmentation d'appétit, le malade ne peut arriver à calmer sa faim malgré l'énorme quantité d'aliments ingérés. C'est ce qu'on appelle *boulimie*, *polyphagie*, observées au cours de certaines affections du foie, du diabète, et souvent dues à la présence de vers intestinaux. Le traitement varie suivant la maladie, cause de cet état.

Il en est de même pour la perversion de l'appétit (*pica, malacia*) qui se montre surtout au cours de la *chlorose*, de *l'hystérie*. (Voir ces maladies.) Les malades ne sentent plus la saveur des aliments, qui ont, pour eux, le goût de carton, de chaux ou de craie, comme les boissons leur paraissent être du vinaigre ou de l'encre.

ARTERITE. — Cette maladie, qui consiste dans l'inflammation des artères, peut être localisée dans une seule artère, ou dans l'ensemble du système artériel. Au début, on ressent une violente douleur le long de l'artère malade, douleur augmentée par la pression et les mouvements, le long de l'artère malade. Lorsque la maladie devient chronique, on constate des *thromboses*, causées par la présence d'un caillot sanguin, ou des *dilatations*. L'artérite peut être causée par des maladies infectieuses: fièvre typhoïde, scarlatine, variole, ou encore par le diabète, le saturnisme, et le plus souvent par l'*alcoolisme*.

Les iodures, et principalement l'iodure de potassium, ainsi que le régime lacté sont préconisés.

ARTHRITE. — On distingue deux sortes

l'arthrite : **1° *L'arthrite aiguë* s'accompagne** de douleurs vives dans les articulations, rendant les mouvements sinon impossibles, du moins difficiles. On observe parfois un gonflement intérieur, rempli de liquide séreux; on la dénomme arthrite sèche, lorsque ce gonflement fait défaut. Elle est causée soit par un traumatisme, coup, chute, blessure, soit par des rhumatismes, soit par une blennorragie.

Le traitement de l'arthrite aiguë consiste surtout **dans la révulsion : *pointes de feu, teinture d'iode, vésicatoires,*** et dans le repos absolu. **Si elle se généralise de jointure** à jointure, on suivra le traitement du rhumatisme articulaire. (Voir cet article.)

2° *L'arthrite chronique,* conséquence fréquente de la première, et bien moins douloureuse, se traite par les mêmes moyens révulsifs. On ordonnera en outre les dépuratifs; si l'épanchement est considérable on aura recours à la *ponction.*

Après la guérison, il faut avoir soin d'éviter le froid et l'humidité. A cet effet, on entourera la jointure avec de la flanelle. Pour l'arthrite du genou, on se servira d'une bande de Velpeau, suffisamment serrée, pour empêcher, en même temps le phénomène connu sous le nom de *jambe de Polichinelle,* c'est-à-dire pour soutenir l'articulation qui a peu de solidité, par suite du relâchement des ligaments, distendus par l'épanchement.

ASCITE. — Cette maladie, due à une quantité ordinairement considérable d'eau épanchée dans le ventre, est causée par une inflammation du foie; elle s'observe le plus fréquemment au cours de la *cirrhose*. L'ascite atteint principalement les individus qui ont fait des excès d'alcool.

Le pronostic de l'ascite est très grave, et la plupart des traitements échouent. Au début, cependant, on peut l'améliorer sinon la guérir, en suivant un régime alimentaire très sévère : *œufs, cervelles, blanc de poulet, et surtout pas de pain.* Comme boisson, de *l'eau de Vichy.* On doit avoir recours à la ponction, lorsque l'épanchement est considérable.

ASPHYXIE. — L'asphyxie se produit soit par *immersion*, soit par strangulation, soit par inhalations de gaz délétères, oxyde de carbone, gaz des fosses d'aisances.

Les soins à donner dépendent du genre d'asphyxie. Lorsqu'elle se produit par immersion, on place le noyé sur le ventre, la tête basse, en ayant soin de lui desserrer les dents à l'aide d'une cuillère ou tout autre instrument, de manière à lui faire rendre le liquide qui est répandu dans les poumons, ainsi que les mucosités et crachats qui obstruent la bouche, les fosses nasales et la gorge. Si l'on a affaire à un pendu, il faut couper en toute hâte la corde et la desserrer. Pour l'asphyxie par le charbon, il faut donner au malade le plus d'air possible, en ouvrant largement les fenêtres et les portes, de manière à établir un courant d'air.

Dans tous ces cas, le traitement est le même : il faut frictionner vigoureusement le malade sur tout le corps avec de la flanelle ou une étoffe de laine, voire avec la main; et l'on insuffle de l'air dans les poumons, soit avec la bouche, soit à l'aide d'un soufflet. Le meilleur moyen pour rappeler les asphyxiés à la vie, est d'avoir recours à la *respiration artificielle.* La manœuvre est la suivante : un des aides saisit avec son mouchoir l'extrémité de la langue du malade et la tire fortement au dehors, quinze ou vingt fois par minute (*tractions rythmées*), pendant ce temps, un second aide saisit les bras de l'individu et leur fait faire des mouvements d'extension, de manière à dilater la cage thoracique et à faire pénétrer peu à peu l'air dans les poumons. Il faut continuer très longtemps, et sans se décourager ce mode de traitement, car on n'obtient souvent des résultats qu'au bout d'une heure, et quelquefois davantage.

Lorsque l'asphyxié revient à lui, il faut lui administrer un fort cordial : rhum, thé, café, vin chaud.

ASSOUPISSEMENT. — L'assoupissement, survenant après les repas, indique toujours un mauvais état des voies digestives, et particulièrement de l'estomac. (Voir *dyspepsie.*)

ASTHENOPIE. — Cette maladie met dans l'impossibilité de lire ou d'apercevoir les objets, malgré une attention soutenue. L'asthénopie s'observe au cours de l'*hystérie*, de l'*anémie*, de la *chlorose*. Son traitement consiste donc dans le traitement de la maladie qui la cause. Si elle est due à l'*hypermétropie* (Voir *cet article*), le malade devra porter des lunettes appropriées à cette vue.

ASTHME. — Cette maladie, très fréquente et ordinairement sans gravité, est souvent la conséquence d'une maladie inflammatoire.

Le malade est oppressé, et cherche, ce qu'on appelle, sa respiration; c'est alors qu'il ressent une terrible angoisse, qui lui fait prendre des attitudes bizarres, afin de se soulager.

On donnera alors au malade des fumigations, à base de *stramoine*, ou on lui fera fumer des cigarettes spéciales. Pour le calmer on ordonnera les potions au *bromure de potassium* ou au *chloral*. Les inspirations d'*iodure d'éthyle* ont donné de bons résultats, mais seul, le médecin peut les prescrire.

Les asthmatiques doivent suivre un régime alimentaire sévère et ne boire que de l'eau. Ils prendront des dépuratifs, particulièrement l'*iodure de potassium*.

Enfin, ils éviteront les brusques changements de température, surtout l'hiver, en sortant d'une pièce surchauffée pour aller dans un endroit froid.

ASTIGMATISME. — Trouble de la vision modifiant les dimensions des images en plus ou en moins, de haut en bas et de droite à gauche, selon que les courbures de l'œil, véritable lentille, se trouvent augmentées ou diminuées dans les mêmes directions. C'est ainsi qu'en traçant sur un papier blanc des lignes noires parallèles, elles paraissent avoir une largeur différente, suivant qu'on les regarde dans le sens vertical et dans le sens horizontal.

L'astigmatisme se corrige par des verres appropriés.

ATAXIE. — L'ataxie locomotrice, ou *tabes dorsalis,* est une maladie très grave due à une lésion de la moelle épinière et du cerveau, provoquée soit par des excès et des fatigues, et principalement par des abus vénériens, soit très souvent par la syphilis.

Les mouvements des membres inférieurs ne sont plus coordonnés et n'obéissent plus à la volonté. Le malade ne se tient que difficilement en équilibre, et lorsqu'il marche, il lance ses jambes de côté et d'autre, en *fauchant.* Si on lui bande les yeux, il ne peut avancer, et tombe par terre. Il ressent de violentes douleurs dans les membres inférieurs et la région lombaire (*douleurs fulgurantes,* et *en ceinture*). La vue s'affaiblit et l'on constate, sur diverses régions du corps, de l'insensibilité complète. L'ataxie s'accompagne de *pertes séminales* abondantes; et elle est suivie d'impuissance. Du côté cérébral, on constate la perte de la mémoire, des vertiges, de l'hébétude. Les ataxiques meurent ordinairement de *paralysie générale.*

L'ataxie locomotrice (qu'il ne faut pas confondre avec l'*astasie* et *l'abasie* qui consistent dans l'impossibilité de se tenir debout et de marcher, et qui ressortent de l'hystérie), peut être héréditaire et se montrer dans l'enfance avec la *maladie de Friedrich,* et plus tard avec *l'hédéro-ataxie cérébelleuse.*

Son traitement dépend de la cause qui l'a engendrée.

ATROPHIE. — L'atrophie consiste en la diminution, la décroissance d'un organe, soit par défaut de développement (*atrophie congénitale*), soit par manque d'exercice, car tout organe qui ne fonctionne pas perd ses droits.

L'*atrophie musculaire,* la plus commune, se traite par l'*électricité.*

Contre l'*atrophie des os,* il faut avoir recours aux *phosphates* capables de fournir à l'organisme les éléments minéraux qui entrent dans la composition du tissu osseux.

Comme autres sortes d'*atrophies*, on voit la *sclérodermie*, qui se caractérise par l'apparition de plaques dures à la face, aux doigts, et aux autres parties du corps, donnant à la peau l'aspect de la pierre.

La *syringo-myélie*, maladie spéciale à l'enfance, consiste en une altération de la moelle épinière, et occasionne des troubles de la sensibilité, comme l'anesthésie, ou privation de la sensibilité, et de l'atrophie musculaire.

ATTAQUES DE NERFS. — Ces crises nerveuses sont plus fréquentes chez la femme que chez l'homme. Elles s'observent surtout chez les hystériques et chez les anémiques, et se produisent souvent sans cause apparente.

L'attaque débute par une violente excitation : pleurs, rire nerveux, larmes, cris, etc.; la malade roule ensuite à terre et se livre à des mouvements désordonnés, les dents se serrent et grincent, les yeux sont révulsés, sans toutefois que la perte de connaissance soit complète.

Dès le début de l'attaque, il faut desserrer les vêtements de la malade, lui donner le plus d'air possible, et la placer dans un endroit où elle ne puisse pas se blesser. Ensuite, on fera des affusions d'eau froide sur le visage, et même de la révulsion à l'aide d'une serviette mouillée que l'on appliquera violemment sur les joues. La *compression des ovaires* est également efficace.

Après la crise, la malade prendra du *bromure de potassium.* Elle évitera les émotions, les contrariétés, les veilles et les excès de tout genre. Elle s'abstiendra de tout excitant : café, thé, etc., de boissons alcoolisées, et d'alcool. Enfin les *bains tièdes*, une ou deux fois par semaine, ainsi qu'un exercice quotidien, mais sans fatigue, sont recommandés.

B

BALANITE. — Inflammation du gland. Cette maladie, produite par la malpropreté ou par une blennorragie, est caractérisée par un fort gonflement et de la rougeur de la partie malade, sans grande douleur.

Le traitement consiste en de fréquents lavages de la verge, avec une solution antiseptique (sublimé au 1/1000e); si on ne peut découvrir le prépuce, on fera à l'aide d'une seringue en verre, plusieurs fois par jour, des injections de sublimé entre le gland et le prépuce.

BATTEMENTS. — On distingue les *battements des artères,* dus à la compression des vaisseaux ou à un anévrisme; les *battements dans la tête,* provenant le plus souvent d'une digestion lente et difficile, par suite d'une alimentation trop abondante, et apparaissant aussi au cours de l'anémie; les *battements au creux épigastrique,* venant de la compression des organes voisins par l'estomac distendu par les gaz; et enfin les *battements de cœur* que l'on remarque dans de l'*anémie*, la *chlorose*, et chez les enfants, au cours de certains états nerveux.

Le traitement des battements de cœur doit s'adresser d'abord à la maladie qui les provoque; mais on peut les calmer lorsqu'ils sont d'origine nerveuse, par les préparations de *chloral* et de *bromure de potassium;* lorsqu'ils dépendent d'une affection organique du cœur, par la *digitale* ou mieux les *granules de digitaline.*

BEC-DE-LIEVRE. — Difformité, ordinairement congénitale, consistant dans la division d'une des lèvres, et ordinairement la lèvre supérieure, qui est alors fendue comme celle d'un lièvre.

Le traitement consiste exclusivement dans l'opération, qui doit être aussi précoce que possible.

BEGAIEMENT. — Contractions involontaires des muscles de la langue et des muscles concourant à la production de la voix. Cette infirmité peut se guérir par une gymnastique rationnelle de la voix.

BLENNORRAGIE. — La *blennorragie*, dénommée vulgairement *chaude-pisse*, est une maladie vénérienne, contagieuse, due à la présence dans le canal de l'urèthre d'un microbe appelé *gonocoque*, qui provoque une vive inflammation de ce canal

La blennorragie chez l'homme (pour la femme voir *Vaginite*) a une durée d'incubation d'environ huit jours, après les rapports sexuels, quelquefois plus. Le malade ressent d'abord une courbature générale, des douleurs dans tous les membres, principalement dans les épaules et dans les jambes. Il éprouve ensuite des picotements au méat urinaire, et une sensation de brûlure, qui se présente chaque fois qu'il a uriné. C'est alors qu'apparaît à l'orifice du canal de l'urèthre un écoulement visqueux, jaunâtre, qui devient de plus en plus épais, et macule le linge de taches verdâtres. On constate une forte inflammation des ganglions de l'aine, qui deviennent très douloureux, rendant parfois la marche impossible.

Enfin, la sensation de brûlure augmente après chaque miction; il se produit, principalement la nuit, des érections très douloureuses, et dans certains cas si violentes, que la verge se tend et se recourbe du côté postérieur, c'est ce qu'on appelle alors la *chaude-pisse cordée.*

La blennorragie se guérit ordinairement après quelques semaines de traitement, mais elle peut passer à l'état chronique (*blennorrhée*); elle est alors caractérisée par la présence, chaque matin, d'une goutte de pus qui apparaît à l'orifice du méat urinaire, sans rendre les mictions douloureuses (*goutte militaire*).

La blennorragie se complique fréquemment d'*orchite* ou inflammation des testicules, de *cystite*, de *prostatite* (Voir ces articles), et, dans certains cas graves, d'*arthrite blennorragique*, qui, toujours très longue à disparaître, et occupant principalement l'articulation du genou, peut se terminer par l'*ankylose*. Les *rétrécissements urèthraux* se présentent souvent après la guérison de la blennorragie, et peuvent même apparaître au bout de plusieurs années. Enfin, on ne saurait trop recommander au malade les soins de propreté, et surtout de se laver les mains après chaque contact soit avec l'endroit malade, soit avec les linges qui ont été maculés par l'écoulement, de façon à éviter l'*ophtalmie purulente*, toujours si grave, et occasionnée par le transport sur les yeux du pus blennorragique.

Le traitement de la blennorragie consiste, non pas à la faire avorter, dès les premiers symptômes, en employant des injections caustiques, comme l'injection au nitrate d'argent, mais au contraire de donner libre cours à l'écoulement, se priver d'alcool, de thé et de café, et boire le plus possible de tisanes adoucissantes, *d'orge et de chiendent*, de *queues de cerises* ou de *graine de lin*. On aura soin de porter un *suspensoir*, de faire de nombreux lavages de la verge et du gland avec une *solution de sublimé*, et de prendre tous les deux jours au moins, des bains tièdes d'une demi-heure, ou en cas d'impossibilité, des *bains locaux*. Contre les érections douloureuses, le malade prendra du *bromure de potassium*, ou une potion camphrée.

Lorsque l'écoulement deviendra moins jaune, et moins abondant, on aura recours aux remèdes capables de le couper : *santal, copahu, cubèbe*. Le *salol*, en ingestion, donne d'excellents résultats. Enfin, on a recours aux injections urèthrales astringentes, ou mieux aux grands lavages à canal ouvert de *permanganate de potasse*. Durant toute la période aiguë, ne faire aucun effort, ni aucun exercice violent, et s'abstenir de tous rapports sexuels, jusqu'à l'absolue guérison.

Contre la chaude-pisse chronique, il faut avoir recours aux instillations de *nitrate d'argent*.

BLEPHARITE. — La blépharite, ou inflammation des paupières, apparaît surtout chez les sujets scrofuleux ou lymphatiques. Le bord des paupières est rouge, tuméfié; on y remarque une humeur jaunâtre qui laisse, le matin, au réveil, les yeux collés, et qui persiste dans la journée (*yeux chassieux*). Cette maladie entraîne souvent la perte des cils, et peut, si elle n'est pas soignée, provoquer l'*Ectropion*, ou renversement des paupières en dehors.

Le malade aura soin de se laver fréquemment les yeux à l'eau *boriquée chaude*, et de faire, chaque soir, des onctions sur les paupières avec la *pommade au précipité rouge de Mercure.* En cas d'ectropion, il faut avoir recours à une opération chirurgicale.

BOUFFÉES DE CHALEUR. — Lorsque ce symptôme ne dépend pas d'un état général, comme la *ménopause,* ou d'une maladie de cœur ou d'estomac bien caractérisée, il est le signe d'un mauvais état des voies digestives. Il faut, par conséquent, pour les éviter, observer de très près son régime alimentaire, et principalement manger peu à la fois et souvent. Après chacun des principaux repas, on prendra une demi-cuillerée à café de bicarbonate de soude, et l'on veillera à tenir l'intestin libre par l'usage régulier des *pilules romaines Devin.*

BOURDONNEMENTS. — Signes précurseurs de diverses maladies : apoplexie, congestion cérébrale, fièvre typhoïde; les bourdonnements de tête ou d'oreille annoncent une mauvaise circulation du sang, une grande faiblesse et se constatent surtout au cours de l'*anémie.* (Voir *anémie.*)

Dans ce cas, le traitement est le même que celui de l'anémie : *fer, quinquinas, amers* et *nourriture abondante.* Les purgatifs sont recommandés pour faire une dérivation sur l'intestin.

BOUTONS. — Le traitement de cette inflammation désagréable, consiste en *laxatifs*, en dépuratifs, et en onctions, sur la partie malade, de *pommade* Saint-André.

Pour éviter boutons et rougeurs, il faut n'employer dans la toilette aucune préparation irritante, mais n'user que d'adoucissants et d'antiseptiques.

BRONCHITE. — On distingue :

1° La *bronchite aiguë* appelée vulgairement *rhume de poitrine* ou encore *bronchite capillaire*, lorsqu'elle s'étend aux ramifications terminales des bronches, se manifeste par de la fièvre, de l'oppression, et des accès de toux qui s'accompagnent de douleur dans toute la région thoracique. Les crachats expectorés sont blancs d'abord, puis revêtent ensuite une couleur jaunâtre. Grave chez les tous jeunes enfants, où elle revêt ordinairement la forme de bronchite capillaire, elle se guérit la plupart du temps au bout de deux semaines, à moins qu'elle ne se complique de laryngite, de pneumonie, voire de pleurésie.

Causée, le plus souvent par le brusque passage du chaud au froid, la bronchite aiguë peut être enrayée, dès son début, à l'aide d'une purgation à l'*eau de Janos* et d'une application de *teinture d'iode* sur la poitrine. Garder la chambre.

Lorsque la maladie est déclarée, on calme la toux par des infusions de fleurs pectorales que l'on sucrera avec le sirop pulmonaire Mathieu. Contre la fièvre, on emploiera les antithermiques ordinaires : *antipyrine, sulfate de quinine.*

2° La *bronchite chronique* ou *catarrhale* a les mêmes causes que la précédente, et les mêmes symptômes, avec moins d'intensité, et presque sans accès fébriles. L'oppression gêne surtout le malade, car l'emphysème pulmonaire se greffe souvent sur la maladie; les crachats sont visqueux, jaunâtres, très épais, et très difficiles à arracher.

Comme traitement, on emploie encore les *vomitifs* et le *kermès,* le *baume de tolu;* le *bourgeon de sapin,* la *créosote* donnent de bons résultats, ainsi que la *poudre de Dover.* Le malade devra en outre surveiller attentivement son alimentation, et s'abstenir presque complètement de *boissons fermentées,* vin, cidre, bière, et surtout d'alcools, qui entretiennent la bronchite.

BRULURES. — On distingue trois degrés dans les brûlures : les *brûlures au premier degré,* qui n'entament que la peau; les *brûlures au second degré,* plus profondes et qui s'arrêtent au tissu musculaire, et enfin les *brûlures au troisième degré* qui attaquent non seulement le tissu musculaire, mais vont jusqu'à l'os.

Lorsque la brûlure est superficielle, un simple pansement à la vaseline boriquée suffira; mais dans les autres cas, après avoir pris la précaution, si la partie brûlée est recouverte par les vêtements, de les enlever délicatement et de nettoyer la plaie consciencieusement, afin de n'y laisser demeurer aucun corps étranger. Comme premiers soins, on étendra sur les brûlures un corps gras quelconque, *huile, axonge, vaseline,* ou mieux du *liniment oléo-calcaire,* et l'on aura soin de recouvrir avec une forte épaisseur d'ouate, pour éviter le contact de l'air. L'*acide picrique* donne aussi d'excellents résultats.

Si les brûlures sont causées par l'*acide sulfurique* ou *huile de vitriol,* il ne faut surtout pas les laver à l'eau, sous peine de les rendre plus profondes, mais, au contraire les éponger à sec, sans frotter, avec un tampon d'ouate hydrophile. Ensuite, on saupoudrera les parties atteintes avec la *magnésie* ou le *bicarbonate de soude.*

BRULURES D'ESTOMAC. — (Voir *Pyrosis.*)

BUBON. — Le plus souvent d'origine syphilique, cette maladie est caractérisée par l'inflammation des glandes lymphatiques.

Le bubon se développe à la suite d'un *chancre* sur la verge, qui enflamme les ganglions de l'aine, et y produit une tumeur douloureuse et pleine de pus appelée vulgairement *poulain,* souvent difficile à guérir.

Le repos est recommandé, et avant la formation de la collection purulente, on appliquera sur la partie malade des cataplasmes très chauds de farine de lin ; mais, le mieux est de faire inciser la tumeur, aussitôt que le pus est collecté. On panse ensuite avec des compresses stérilisées, trempées dans une solution de sublimé au 1/1000e, et l'on place dans la poche une mèche de gaze iodoformée.

C

CALCULS. — Ces productions, *pierres* ou *graviers,* se forment dans le foie, la vésicule biliaire, les reins, le canal de l'urèthre. Elles proviennent toujours d'une inflammation : par suite de la chaleur, la bile et les urines perdent leur eau, et les matériaux qui s'y trouvaient en dissolution se déposent et s'agglomèrent.

Les *coliques hépatiques* sont dues à la présence de calculs qui se forment dans la vésicule biliaire, et sont ordinairement composés de *cholestérine.* Ces coliques provoquent des douleurs atroces, s'irradiant le long de l'épine dorsale jusqu'à la région épigastrique. Elles donnent lieu à des vomissements bilieux, de couleur verte, qui secouent terriblement le malade. La crise est passée lorsque le calcul a traversé le canal cholédoque, trop étroit pour sa grosseur. A ce moment, il faut avoir recours aux calmants : *eau chloroformée, cataplasmes laudanisés,* et même aux injections hypodermiques de chlorhydrate de morphine.

Après la crise, le malade doit suivre un

régime alimentaire spécial (viandes blanches, légumes verts, fruits cuits), et absorber, tous les matins à jeun, un verre à bordeaux d'*huile d'olive*. Comme boisson, il prendra de l'eau de Vichy ou de l'eau d'Evian. Comme purgatif il prendra du *calomel*, en ayant soin de conserver la diète lactée, et surtout de ne prendre aucun aliment salé qui déterminerait une intoxication mercurielle, le calomel se changeant sous l'influence du sel, en bichlorure de mercure ou sublimé. Si l'inflammation du foie persiste, on posera, sur la région douloureuse, un *vésicatoire volant*.

Les *coliques néphrétiques*, comme les précédentes, sont dues à la présence dans les urines de calculs d'*acide urique*. Elles donnent lieu à des accès caractérisés par une douleur aiguë qui s'irradie dans le dos et le bas-ventre. Le traitement est celui des coliques hépatiques.

La *gravelle*, fréquente chez les goutteux, les rhumatisants, et en général chez tous ceux qui ont fait des excès de table, est caractérisée par de petits calculs composés de *sels calcaires*, d'*oxalate* d'*ammoniaque* ou d'*acide urique*, qui, dans les urines, forment un dépôt de sable ou de graviers plus ou moins abondant. Cette maladie, facile à guérir, se traite par les *sels de lithine*, les eaux alcalines de Vichy, de Vittel, de Contrexéville ou le bicarbonate de soude, et enfin par l'exercice au grand air.

CANCER. — Cette maladie, microbienne et héréditaire se présente sous forme de tumeurs, de boutons ou d'ulcères, qui se développent au milieu des tissus normaux. Suivant son caractère, le cancer prend le nom de *carcinome, épithéliome, squirrhe, sarcome.*

Sous quelque forme qu'il se présente et quel que soit son siège, estomac, sein, lèvre, langue, rétines, etc., le cancer entraîne ordinairement la mort par la *cachexie cancéreuse* qui se traduit par une perte d'appétit, un affaiblissement général, et pendant laquelle la peau prend une teinte particulière, de couleur jaune paille. On remarque en outre des hémorragies locales, et dans les cancers de l'estomac, des vomissements de sang, appelés *gastrorragies*, et des selles noirâtres, épaisses comme de la poix, appelés *mélœna*. La tumeur s'étend de plus en plus, elle s'ulcère, occasionnant des douleurs atroces, puis apparaît principalement une fièvre lente, la *fièvre hectique* qui contribue encore à user les forces du malade.

Jusqu'à présent, le seul traitement consiste dans l'ablation de la tumeur. La *radiothérapie,* appliquée dès la constatation du noyau cancéreux, donne souvent d'excellents résultats. Mais, si le malade est trop âgé, ou trop affaibli, il faut avoir recours à un traitement palliatif et calmer les souffrances, soit avec le chloral, soit avec la morphine.

CARREAU. — Cette maladie, que l'on n'observe que chez les enfants, est due au lymphatisme ou à la tuberculose. Elle est caractérisée par une augmentation énorme du volume du ventre, s'accompagnant d'une violente diarrhée et d'un engorgement des ganglions abdominaux.

Le carreau, au premier degré, c'est-à-dire lorsque les glandes sont seulement engorgées, est guérissable, en donnant à l'enfant des fortifiants, *huile de foie de morue, fer,* une bonne nourriture, des *bains salés,* et la vie au grand air.

Au second degré, caractérisé par la présence de tubercules dans les glandes, le carreau est incurable, et entraîne la mort.

CATALEPSIE. — La catalepsie est une sorte de sommeil, présentant la rigidité cadavérique, et dans lequel les membres conservent les postures les plus extraordinaires et les plus fatigantes.

La catalepsie, si elle n'est pas provoquée par l'hypnotisme, apparaît au cours de l'anémie et surtout de l'hystérie.

CATARACTE. — Cette maladie, du *cristallin,* sorte de lentille grossissante de l'œil, se rencontre surtout chez les vieillards, survenant souvent à la suite du diabète. La cataracte est simple ou double; dans ce dernier cas, elle entraîne la cécité, plus ou moins complète.

L'opération est le seul moyen curatif, mais il faut attendre que la cataracte soit mûre, c'est-à-dire que le malade se trouve dans l'impossibilité de se conduire.

CATARRHE. — (Voir *bronchite, cystite, métrite, otite.*)

CAUCHEMAR. — Les cauchemars, s'ils ne dépendent pas de l'alcoolisme, sont ordinairement provoqués par un mauvais état de l'estomac. Pour les empêcher, il faut donc veiller à l'alimentation, supprimer tous les excitants : vin, café, alcools, ne prendre le soir qu'une alimentation légère, et ne se coucher que lorsque la digestion est terminée, c'est-à-dire deux ou trois heures après le repas.

CHANCRE. — Il y a deux espèces de chancre.

1° *Le chancre mou,* accident purement local, se montre sous la forme d'un bouton, secrétant une légère sérosité.

Le chancre mou entraîne toujours de l'adénite inguinale; les ganglions de l'aine se gonflent et forment ce qu'on appelle des bubons. (Voir *Bubons.*)

Le traitement du chancre mou consiste en des lavages fréquents avec une solution de *sublimé* ou de *liqueur de Van Swieten,* et en cautérisations avec le *Nitrate d'argent.*

2° Le *chancre induré* est le premier accident de la syphilis. Il débute ordinairement sous la forme d'une écorchure qui apparaît soit sur la muqueuse du gland ou du vagin, soit à la lèvre ou à la langue, soit encore à l'aine ou au périné. Ajoutons que quelquefois, siégeant dans le canal de l'urèthre ou dans un repli vaginal, le chancre peut passer inaperçu. La plaie s'étend de plus en plus et ronge les parties profondes, présentant ainsi une ulcération assez profonde, dont les bords sont taillés en cratère.

Le chancre induré s'accompagne aussi d'un engorgement des ganglions lymphatiques. Mais ceux-ci ne suppurent pas, et l'adénite syphilitique se caractérise surtout par un amas de petits ganglions qui entourent un autre ganglion beaucoup plus gros qu'on appelle *ganglion satellite*. Cette adénite est indolore, comme le chancre induré, c'est d'ailleurs ce qui les caractérisent des bubons et du chancre mou.

On pansera, matin et soir, le chancre induré avec de la *poudre iodoformée* ou mieux avec de la *pommade au Calomel*, après l'avoir préalablement lavé avec une solution de sublimé au 1/1000e. (Voir *Syphilis*.)

On pourrait éviter de contracter des chancres en ayant soin, avant chaque rapport sexuel douteux ou inconnu, d'enduire les parties de vaseline simple ou boriquée, qui forme isolant.

CHARBON. — Le charbon, encore appelé *Anthrax malin*, se communique des animaux à l'homme soit par le contact direct, soit par l'intermédiaire d'insectes, mouches, moustiques, etc.

La maladie débute par une pustule qui ne tarde pas à se sécher et à se transformer en une escharre noirâtre, entourée de nombreuses petites vésicules. La peau s'enfle, devient violacée et se strie de longues traînées rougeâtres, tandis que tous les ganglions d'alentour s'enflamment.

Le malade meurt d'empoisonnement. Mais si l'on peut cautériser profondément au *thermocautère* ou à la *potasse caustique* la partie atteinte, dès le début de la pustule, on peut obtenir la guérison.

Dans les cas avancés, il faut avoir recours aux inoculations de virus atténuées, méthode Pasteur, et procéder à l'extirpation de la tumeur au bistouri ou mieux au thermocautère.

CHEVEUX. — On signale plusieurs maladies du cuir chevelu: la *canitie*, lorsque les cheveux perdent leur matière colorante et blanchissent; l'*alopécie*, ou chute des cheveux; la *calvitie*, lorsque le bulbe pileux meurt et disparaît. Enfin, on observe la chute des cheveux au cours de certaines maladies, fièvre typhoïde, variole, syphilis, choléra, mais cette chute n'est que passagère.

Pour se préserver de ces dernières maladies, il faut avoir soin de tenir la tête très propre, par des lavages fréquents à base d'alcool ou avec la teinture de quinquina. Dans certains cas, il faut graisser les cheveux avec de la *vaseline*.

CHLOROSE. — Cette maladie s'observe surtout chez les jeunes filles au moment de la formation. Elle peut apparaître aussi au cours de la grossesse.

La chlorose offre les mêmes symptômes que l'anémie (Voir *anémie*), mais les troubles nerveux qu'elle provoque sont beaucoup plus accentués. La peau prend une teinte parcheminée; on constate de l'anorexie et surtout de la perversion de l'appétit. (Voir *Apprétit.*) Les règles douloureuses sont irrégulières, et peuvent, dans certains cas, être supprimées. Enfin, la chlorose, qui peut se compliquer d'hystérie, constitue une porte d'entrée à la tuberculose.

Le traitement consiste à suralimenter le malade. On donnera de l'*huile de foie de morue*, des *préparations de quinquina*, des *pilules ferrugineuses Michelis*, de *l'eau de Bussang*, de l'arsenic sous forme de *liqueur de Fowler*. Si l'on peut, il est nécessaire d'envoyer le malade à la campagne.

CHOLERA. — Cette terrible maladie, causée par un microbe, le *bacille Virgule*, se déclare surtout chez les individus dont les organes digestifs sont en mauvais état.

Les principaux symptômes sont la *diarrhée, la céphalalgie,* une *soif extrême,* des *vomissements,* des *sueurs profuses* et des *crampes* très douloureuses, principalement dans les membres inférieurs. Le facies du cholérique est caractéristique : le teint est plombé, la peau est froide, livide, les yeux cernés d'un cercle noir, sont vitreux, les muscles sont rigides, les extrémités sont froides, les ongles sont bleuâtres, en résumé, le malade présente l'aspect cadavérique.

Si une épidémie de choléra sévit, on aura soin de faire bouillir l'eau destinée à la boisson et aux usages alimentaires et de prendre de minutieux soins d'hygiène, physiquement d'abord et moralement en évitant les veilles, les excès et toute autre cause d'affaiblissement de l'organisme.

Si la maladie se déclare, on stimulera le malade en lui faisant absorber des boissons excitantes, chaudes, comme les grogs, le thé, le café, additionnés d'alcool. On fera, en même temps, des *frictions* sur tout le corps, et principalement sur les membres qui sont le siège des crampes. Pendant la période de fièvre, on donnera au malade des boissons glacées, et on l'entourera de draps mouillés, ou mieux on le plongera dans un bain froid. Pour produire la réaction, on enveloppera le cholérique dans une couverture de laine et on le frictionnera fortement.

Les injections hypodermiques, selon la méthode de Pasteur, dépendent du médecin, elles sont en même temps un préventif en temps d'épidémie.

On suivra le même traitement pour la *cholérine*, si fréquente chez les jeunes enfants, en donnant, en outre, des lavements d'amidon, deux ou trois fois par jour.

CHOREE. — La chorée ou *danse de Saint-Guy*, est une maladie spéciale à l'enfance, au moment de la croissance, et à l'adolescence, au moment de la formation.

Le corps du malade est agité de mouvements convulsifs et désordonnés, la bouche se tord, grimace, les yeux sont révulsés et parfois les mains sont agitées d'un tel tremblement, qu'on est obligé de faire boire et manger le malade comme un enfant en bas-âge. Ces mouvements, qui augmentent d'intensité après une émotion, n'existent plus dans le sommeil.

Chez l'adulte, on constate une maladie analogue, appelée *hémichorée*, parce qu'elle ne se manifeste que sur une moitié du corps.

Le traitement de la chorée consiste surtout à régénérer l'organisme par la *suralimentation* et en faisant prendre au malade de l'*huile de foie de morue*, de la *Calceine Broussais*, du *fer*, etc. Les excès, les veilles, les émotions, les contrariétés, doivent être évités. Il faut s'abstenir d'alcool et de toute boisson alcoolisée, de café et de thé. Si l'on peut, on enverra le malade à la campagne, dans un pays sec, où on lui fera faire de l'exercice, de la marche, de la gymnastique, mais sans fatigue. Les dépuratifs arsenicaux, comme la *liqueur de Fowler*, sont également recommandés.

CHOROIDITE. — Cette maladie, qui consiste en une inflammation de la choroïde membrane placée derrière la rétine et qui forme le point noir de l'œil, a pour symptômes une assez vive douleur rayonnant dans tout le front et spécialement au globe oculaire. Cette douleur s'accompagne de pesanteur et d'élancements. Le malade souffre à la lumière, sa vue s'obscurcit. Ces mêmes symptômes se présentent à l'état chronique, quoique moins prononcés et accompagnés de la perception de points noirs semblables à des mouches qui voltigent dans l'œil.

Le traitement de la choroïdite, due ordinairement au rhumatisme et souvent à la syphilis, consiste en révulsifs sur le front : *mouche de Milan*, etc. On fera en même temps sur les tempes des onctions avec l'*onguent napolitain belladoné*, et l'on instillera dans l'œil quelques gouttes de *collyre à l'atropine*. Le malade évitera la lumière et conservera la diète ainsi que le repos au lit.

CHUTE DE LA LUETTE. — Sous l'influence du froid, la luette s'enflamme et vient obstruer l'orifice du larynx, causant ainsi une véritable gêne pour les mouvements de déglutition, ou même parfois des accès de suffocation.

Les *gargarismes boriqués chauds* et un *collutoire boraté* ont vite raison de cette maladie sans gravité.

Dans certains cas, on est obligé de faire couper la luette.

CHUTE DE L'UTERUS, ou de *la matrice.* — Ces déplacements de l'utérus (*antéversion* ou *rétroversion* si le col utérus se porte en arrière ou en avant, et *latéroversion,* lorsque l'utérus se porte à gauche ou à droite), sont dus à un relâchement des ligaments survenant la plupart du temps à la suite d'une couche ou d'une fausse-couche, et parfois à la suite d'excès vénériens.

Lorsque la chute de la matrice est complète (*prolapsus de l'utérus*), la malade doit avoir recours aux *pessaires* et souvent à l'opération (*Hystéropexie*).

Dans les autres cas, on recommande les *injections très chaudes au permanganate de potasse,* et les *massages utérins.* Le repos allongé est obligatoire, et les rapports sexuels sont interdits.

CHUTE ou PROLAPSUS DU RECTUM. — Cette maladie, spéciale aux nouveaux-nés, et due à un relâchement de la muqueuse rectale, survient à la suite d'un effort violent, en allant à la selle. Chez l'adulte, elle se présente chez les personnes sujettes aux hémorroïdes.

On fait ordinairement rentrer la muqueuse rectale avec les doigts et on remédie au renouvellement du prolapsus en tenant l'intestin libre, à l'aide de purgations et de laxatifs et en prenant des *lavements froids.* Dans certains cas, la muqueuse s'ulcère, et la réduction devient impossible, il faut alors avoir recours à l'opération.

COEUR (*maladie du*). — Les maladies du cœur, si elles ne sont pas congénitales, surviennent souvent à la suite de rhumatismes ou de fièvres infectieuses, comme la fièvre typhoïde, la scarlatine, la variole, etc.; elles s'observent encore dans la vieillesse, et surtout chez les alcooliques.

Les altérations qui les déterminent ont pour siège les membranes qui enveloppent le cœur, l'*endocarde* et le *péricarde* (*endocardite, péricardite*), les orifices du cœur, et les *valvules* (*insuffisances aortique et mitrale*). Toutes ces maladies se manifestent par de l'*oppression*, des *palpitations*, des *sueurs froides* et une terrible *sensation d'angoisse.*

L'*endocardite* se traduit aussi par de l'*œdème* ou enflure des membres inférieurs; et dans certains cas, elle détermine les *embolies* qui entraînent la mort foudroyante.

La *péricardite* présente les mêmes symptômes accompagnés d'une forte douleur à la région du cœur, qui présente alors une voussure plus ou moins prononcée. Il se produit parfois un épanchement de liquide qui, s'il devient abondant, détermine la mort.

Pour toutes ces maladies, il faut avoir recours au médecin qui, suivant le cas, emploie la *digitale*, la *digitaline, l'iodure de potassium*, les *vésicatoires volants*; les *préparations arsenicales*. En tous cas, les malades devront éviter les excès, les veilles, les émotions, et s'abstenir d'alcool, de boissons alcoolisées et de rapports sexuels trop fréquents.

La *dégénérescence graisseuse*, qui détermine des troubles respiratoires et de l'oppression qui ressemble à de l'asthme, est due principalement à l'alcoolisme.

COLIQUES. — Les coliques intestinales, siégeant soit dans l'intestin grêle, soit dans le gros intestin, sont ordinairement causées par la constipation, ou par une accumulation de gaz, à moins qu'elles ne soient dues à une entérite, une dysenterie, une hernie, etc. Dans ce dernier cas, il faut traiter la maladie qui les occasionne; mais, d'une manière générale, on guérit les coliques en appliquant sur le ventre des cataplasmes aussi chauds que possible. Si la constipation les a engendrées, on aura recours d'abord aux *lavements glycérinés*, et ensuite aux purgatifs : *pilules romaines, eau de Janos*. S'il y a diarrhée, on donnera de l'*eau de riz*, ou de l'*eau albumineuse*, ainsi qu'une potion de bismuth. Dans les deux cas, la *diète lactée* doit être observée.

Les *coliques des nourrissons*, appelées vulgairement *tranchées*, doivent être surveillées et soignées avec la plus grande attention. Elles sont souvent occasionnées par l'alimentation; il faut alors changer le lait du nouveau-né. On appliquera sur le ventre de l'enfant des *cataplasmes de farine de lin*, et on lui donnera des *lavements adoucissants* de *glycérine ou d'eau de son*.

Les *coliques utérines* ou de la *matrice*, s'observent au moment des règles, ou au cours de la métrite. Elles se traduisent par une violente douleur dans le bas-ventre, les reins et l'aine, avec irradiations dans les cuisses.

On calme ces coliques avec une *potion de chloral*, des *lavements laudanisés*, des cataplasmes et des injections *vaginales* aussi chaudes que possible.

Les *coliques de vessie* s'observent dans les coliques néphrétiques et dans la cystite. La douleur siège dans le bas-ventre, et le malade éprouve une grande difficulté à uriner, suivie de cuisson du col vésical. Les *bains de siège*, ou les *grands bains tièdes* prolongés calment ces coliques.

Dans certains cas, le malade est obligé d'avoir recours à la sonde pour uriner.

Les *coliques de plomb* sont dues à un empoisonnement (*saturnisme*) et ne s'observent que chez les peintres et les ouvriers qui manient et respirent le plomb, le minium, la céruse. C'est une véritable intoxication. Il faut donc avoir recours à un purgatif énergique comme *l'eau-de-vie allemande*, car la constipation est ordinairement opiniâtre, et à un *lavement purgatif* au séné et au sulfate de soude. Après l'accès, le malade devra suivre un régime alimentaire sévère et mieux garder la diète lactée pendant plusieurs jours. Comme dépuratif, il aura recours à l'*iodure de potassium* et il prendra, deux fois par semaine, des *bains sulfureux*.

CONGESTION. — Afflux sanguin dans un organe ou une partie du corps. On cite :

1° La *congestion pulmonaire* qui s'observe fréquemment à la suite d'un refroidissement brusque, ou qui vient compliquer certaines maladies, *scarlatine, rougeole, variole, typhoïde*, etc. Les vésicules pulmonaires, les bronches et les bronchioles sont alors remplies de sang, d'où une violente oppression, de la toux, et parfois un sentiment d'angoisse, survenant par le manque de respiration. Le malade, qui n'a ordinairement pas une température élevée, rend des crachats épais et teintés de sang. Il faut, dès l'apparition du mal, avoir recours au médecin, et faire de la révulsion locale, en appliquant sur la poitrine, en avant et en arrière, des *cataplasmes sinapisés*, ou des *ventouses*. On fera aussi prendre au malade une purgation avec l'*eau-de-vie allemande* et pour le faire expectorer, on lui donnera une *potion au kermès*. Les *vomitifs* sont aussi recommandés, mais il faut, avant de les donner, consulter le médecin. La diète est exigée.

2° La *congestion cérébrale* diffère de l'apoplexie en ce qu'elle consiste dans un état de réplétion des vaisseaux, tandis que dans l'apoplexie, il y a hémorragie dans le cerveau. Toutefois, la congestion peut produire l'apoplexie.

Fréquente en hiver, la congestion se traduit par un évanouissement précédé d'un étourdissement. Le malade tombe, mais il a la perception complète de tout ce qui se passe autour de lui.

Au moment de l'attaque, il faudra suivre le même traitement que pour l'apoplexie: frictions sur tout le corps, sinapismes aux jambes, etc.

Pour se préserver contre une attaque, on aura soin de tenir l'intestin libre, en prenant les *laxatifs*, comme les *pilules romaines* à la dose de une à deux le soir. Il faut, en outre, et surtout en hiver, ne jamais sortir à jeun et éviter de quitter brusquement un endroit très chaud pour entrer immédiatement en contact avec l'air extérieur.

CONJONCTIVITE. — Inflammation de la conjonctivite. On distingue :

1° La *conjonctivite simple,* causée ordinairement par un coup d'air, et en général par toute autre cause d'irritation de la muqueuse : poussières, escarbilles, etc. On constate de la cuisson, du larmoiement et une grande sensibilité de l'œil à la lumière. Le traitement consiste, après avoir enlevé le corps étranger, s'il est la cause de la conjonctivite, d'instiller dans l'œil quelques gouttes d'une *solution de cocaïne,* d'appliquer des compresses d'eau boriquée très chaude ou de *camomille,* et de se laver fréquemment avec de l'*eau de guimauve.*

2° La *conjonctivite granuleuse* est caractérisée par la sensation de petits graviers qui rouleraient dans l'œil. Il est nécessaire, dans ce cas, de recourir aux cautérisations avec le *sulfate de cuivre* ou le *nitrate d'argent.*

3° La *conjonctivite pustuleuse* est causée par la présence d'une petite vésicule, qui produit une inflammation des petits vaisseaux, injectant l'œil de stries sanglantes Le malade devra éviter la lumière et avoir recours aux instillations de *nitrate d'argent.*

4° La *conjonctivite scrofuleuse,* fréquente chez les enfants et chez les personnes lymphatiques, nécessite, en outre du traitement local, de la *suralimentation,* des dépuratifs (*iodure de potassium, liqueur de Fowler*), de l'huile de foie de morue, des *préparations au quinquina.* On fera prendre de l'exercice au malade, si on le peut, on l'enverra à la campagne ou au bord de la mer.

CONSTIPATION. — La constipation, ou inflammation de l'intestin, très fréquente chez la femme, est due presque toujours à un mauvais état de l'appareil digestif; il faut alors, pour la faire disparaître, traiter le mal qui l'engendre. Elle peut aussi être causée par un obstacle mécanique au cours des matières, comme dans la hernie, l'obstruction intestinale, la métrite, etc; mais, dans bien des cas, la constipation est due au malade lui-même, qui se retient, et provoque ainsi de la paresse de l'intestin: les matières accumulées dans cet organe se dessèchent, se durcissent, et ce n'est qu'au bout de quelques jours, et avec des souffrances plus ou moins vives, qu'on peut les évacuer.

Il faut avoir peur de la constipation qui engendre de nombreuses maladies d'estomac et d'intestin, entre autres les hémorroïdes, voire l'appendicite.

Traitement. — On a proposé des foules de traitements contre la constipation, bien peu malheureusement sont exempts de reproche. Les lavements sont désagréables et provoquent l'accoutumance; la rhubarbe et la magnésie n'agissent que pendant peu de temps ; l'huile de ricin est nauséeuse et ne convient pas à tout le monde.

Nous conseillerons plutôt l'usage des eaux purgatives naturelles, comme l'eau de Janos, par exemple, qui débarrasse parfaitement l'intestin.

Les personnes qui trouvent l'usage des eaux désagréable, ou qui préfèrent se purger tout doucement, auront avantage à prendre le soir à leur dîner une ou deux *pilules romaines*; l'effet laxatif se produit le lendemain matin sans coliques ni fatigue.

Les *pilules romaines* agissent sur l'intestin et sur la bile sans irriter l'estomac.

Pour assurer le bon fonctionnement de l'intestin, on peut encore avoir recours à *l'élixir de longue vie d'Hémery*. Cette préparation à base de plantes stomachiques et laxatives évacue l'intestin, décongestionne le foie et stimule l'estomac.

Elle peut être prise sans inconvénients d'une manière continue par les personnes débiles, les vieillards, les femmes enceintes.

Si la constipation apparaît chez les nouveau-nés, on la traitera avec de légers purgatifs, *sirop de chicorée, manne, huile de ricin*, et des lavements d'*huile d'amandes douces*, d'*eau de guimauve* ou de *son*.

CONTRACTURE. — La contracture, fréquente surtout chez les jeunes enfants, consiste en un état de raideur des membres avec raccourcissement musculaire, et succède ordinairement à des convulsions. On donnera une potion au *bromure de potas-*

sium, et l'on fera des *massages* et des *frictions* sur les membres atteints. Enfin, on aura soin de tenir le malade à l'abri du froid et de l'humidité.

CONVULSIONS. — Les convulsions s'observent très fréquemment chez les jeunes enfants. Elles sont provoquées soit par la dentition, les vers intestinaux, une indigestion, soit parce que le bébé manque d'air, a trop chaud, ou que ses vêtements sont trop serrés. On les remarque en outre au cours de certaines maladies aiguës : bronchite, broncho-pneumonie; elles sont aussi un des symptômes de la méningite.

Les convulsions s'annoncent par une contraction du corps, des membres, et principalement des yeux, qui sont révulsés et tournés soit en dedans, soit en dehors, à droite ou à gauche. La perte de connaissance est ordinairement complète.

Les premiers soins à donner consistent à donner le plus d'air possible à l'enfant, de desserrer ses vêtements et de le plonger dans un bain tiède, en attendant l'arrivée du médecin. Entre temps, on lui fera prendre quelques cuillerées à café de *sirop d'ether.* Comme mesure préventive, il sera bon de s'assurer, par l'usage des biscuits St-Didier, que les enfants n'ont pas de vers.

Chez les grandes personnes, on remarque des *convulsions de la face* qu'on appelle *tic douloureux.* Les muscles du visage sont agités de mouvements convulsifs, qui, revenant à intervalles réguliers font faire d'horribles grimaces. Il faut alors avoir recours aux calmants : *bromure de potassium, chloral,* et mieux, au *traitement par l'électricité.*

L'*eclampsie,* qui est un autre genre de convulsions, est due à l'albuminurie. Elle se présente souvent chez les femmes en couches, ou s'observe au cours de certaines maladies: principalement de la *typhoïde,* de la *scarlatine* et de la *variole.* Cet accident, de la plus extrême gravité, demande l'assistance d'un médecin. On doit avoir recours au *chloral,* au *bromure de potassium,* et plonger le malade *dans un bain tiède.*

COQUELUCHE. — **Maladie contagieuse et** épidémique; elle atteint de préférence les enfants, mais peut aussi se montrer chez l'adulte.

La coqueluche ne semble être, au début, qu'un vulgaire rhume; mais au bout de quelques jours, les quintes deviennent de plus en plus violentes, au point d'interrompre la respiration, déterminant ainsi une sorte d'asphyxie, qui se traduit par la congestion de la face: les yeux sortent de l'orbite et larmoient, et le malade rejette, avec ses aliments, des mucosités semblables à du blanc d'œufs. La coqueluche peut se compliquer de pneumonie ou de broncho-pneumonie et se terminer d'une façon funeste.

Le médecin ordonnera de l'*opium,* du *chlo-*

ral, de la *belladone;* mais en l'attendant, on fera prendre au malade une potion *expectorante au kermès*. Si la coqueluche se prolonge, le changement d'air est recommandé.

COR. — Agglomération de tissu épidermique siégeant sur les doigts du pied, et principalement sur ceux qui subissent le frottement de la chaussure. Le remède consiste en l'*extirpation* ou la *cautérisation*. Dans ce dernier cas, on badigeonnera chaque soir le cor avec du *collodion salycilé*, ou on y déposera une goutte *d'acide azotique*.

CORPS ETRANGERS. — Tout le monde connaît le désagrément qui consiste en la pénétration dans l'œil, d'une mouche, d'un escarbille, ou d'une poussière quelconque. On arrive facilement à retirer le corps étranger, soit à l'aide d'une bague, soit en retournant la paupière supérieure et en l'essuyant avec une petite mèche d'ouate d'hydrophile. Si c'est une parcelle de fer ou d'acier, on l'attirera à l'aide d'un aimant.

Si le corps étranger se loge dans l'oreille, on aura recours aux injections d'huile d'amandes douces, ou l'on se servira d'une pince à griffes si l'oreille est obstruée par un corps solide: pois, boutons, etc.

Enfin, si les corps étrangers sont absorbés par les voies digestives, on prendra, suivant le cas, une purgation ou un vomitif.

Dans certains cas, les corps étrangers, trop gros pour être évacués avec les matières fécales, peuvent provoquer une très grave opération, la *gastrotomie,* ou déterminer des accidents très graves, comme la *péritonite.*

Enfin, il arrive qu'en mangeant, les aliments viennent boucher l'orifice du larynx, déterminant ainsi un commencement d'asphyxie, il faut immédiatement plonger les doigts dans la gorge, pour en retirer les aliments qui l'obstruent.

CORYZA. — Le coryza, ou *rhume de cerveau,* est une inflammation de la membrane pituitaire, qui tapisse les cavités du nez. Caractérisé par un fort écoulement, de la céphalée et de l'enchifrènement, le coryza se traite par des onctions à la racine du nez avec de la *vaseline* et des prises au menthol.

S'il devient chronique, le coryza engendre l'*ozène* ou *punaisie,* caractérisée par des ulcérations dans le nez, dont l'écoulement dégage une odeur fétide. Cette affection, qui ne se montre que chez les lymphatiques ou les scrofuleux, peut s'atténuer en prisant, plusieurs fois par jour, une poudre composée à parties égales d'*iodoforme* et d'*amidon*; mais c'est un traitement général qu'il faut suivre.

COUP DE SOLEIL. — (Voir *Insolation.*)

COURBATURE. — Cette maladie consiste en une fatigue, un endolorissement de tous les membres, qui deviennent douloureux à chaque mouvement. Si la courbature n'est pas le symptôme d'une maladie aiguë, et qu'elle est déterminée par un excès quelconque, on devra garder la chambre, conserver la demi-diète et se purger avec du *sulfate de soude* ou de *magnésie.*

CRAMPES. — Douleurs avec contractures musculaires. Les crampes sont passagères ou permanentes. Dans le premier cas, on les fait passer avec des *frictions d'alcool* sur le membre qu'elles atteignent. Dans le second cas (*crampes des écrivains, crampes professionnelles*), il n'existe guère de traitement efficace. Cependant, elles peuvent s'atténuer par le repos et en se servant, pour ceux qui se trouvent dans l'impossibilité d'écrire, des porte-plumes ou des appareils spéciaux qui les soulage, mais ne les guérissent pas.

CROISSANCE. — Il est absolument nécessaire de surveiller très attentivement les enfants arrivés au moment de la croissance, car le travail que subit alors l'organisme sert de porte d'entrée à de nombreuses maladies et particulièrement à la *tuberculose, l'anémie,* la *chorée,* et le *lymphatisme.* On devra donc faire observer à l'enfant ou à l'adolescent une hygiène très sévère, consistant dans une bonne nourriture, un logement sain et aéré, et dans l'exercice au grand air. On donnera, en outre, des reconstituants tels que les *préparations au quinquina*, *l'huile de foie de morue*, et surtout le *sirop à la calceine de Broussais.*

GROUP. — (Voir *Diphtérie.*)

CYANOSE. — La cyanose, appelée encore maladie bleue, à cause de la teinte bleuâtre que prend la peau, est due à une affection du cœur et principalement à un arrêt de développement de cet organe.

CYSTITE. — La cystite est une inflammation de la muqueuse de la vessie. Succédant souvent à la blennorrhagie, ou provenant d'excès alcooliques, elle apparaît aussi chez les personnes qui se retiennent d'uriner, elle se produit encore lorsqu'un obstacle, rétrécissement de l'urèthre, prostatite, s'oppose à la libre sortie de l'urine. Dans ce dernier cas, elle devient chronique et constitue le *catarrhe de la vessie*, dans lequel les parois vésicales s'ulcèrent, laissant sécréter du pus qu'on retrouve dans les urines.

La cystite est caractérisée par des douleurs dans le bas-ventre, une sensation de cuisson au niveau du pubis et par de fréquents besoins d'uriner, si pressants parfois, que le malade ne peut attendre d'arriver aux cabinets, durant les mictions qui se renouvellent parfois tout les quarts d'heure, la quantité de liquide évacuée, se réduit à quelques gouttes.

La cystite aiguë se traite par des *cataplasmes* et des *bains de siège* prolongés. A l'intérieur, on prendra des boissons adoucissantes en ayant soin de s'abstenir d'alcool et de tout excitant; des *sels de lithine* et des *cachets de salol,* antiseptique des voies urinaires.

Contre la *cystite chronique*, et lorsque le pus apparaît, on recourera aux *grands lavages de la vessie*, au *permanganate de potasse* et aux cautérisations au *nitrate d'argent.*

D

DARTRES. — Maladie de la peau, produite soit par un état général ou diverses maladies, soit par une cause d'irritation: poussières, frottement, chaleur ou froid, etc.

On distingue les *dartres sèches* (Psoriasis, etc.) et les *dartres humides* (Eczéma, etc.) Le rhumatisme, la goutte, la syphilis, la scrofule, etc., peuvent engendrer des dartres.

Le traitement local consiste en des lavages à l'*eau boriquée* et en des onctions avec *la pommade* Saint-André. Il faut, à l'intérieur, prendre du dépuratif St-André ou des préparations arsenicales comme la liqueur de Fowler. Les *bains de son* ou *d'amidon* sont également recommandés.

DEFAILLANCES. — Les défaillances diffèrent de la syncope en ce que le malade a conscience de tout ce qui se passe autour de lui. Le pouls conserve toute sa plénitude, mais le visage pâlit, la vue se trouble, les extrémités deviennent froides et les oreilles sont remplies de bourdonnements.

Mettre le malade à l'air, desserrer ses vêtements, lui faire respirer de l'éther, des sels ou du vinaigre, et le frictionner énergiquement sur tout le corps, en lui faisant prendre un réconfortant, grog, thé alcoolisé, etc.

DEFORMATIONS. — Les déformations sont produites soit par une contracture qui amène un raccourcissement des muscles, soit par le ramollissement ou l'inflammation du tissu osseux, qui provoque des déviations de la colonne vertébrale (*scoliose, mal de Pott*), et constitue le *rachitisme*. L'arthrite, la goutte, le rhumatisme, la syphilis, la scrofule, sont les causes ordinaires de ces déformations. C'est donc la maladie qui les engendre qu'il faut traiter.

DELIRE. — Le délire qui est une perversion des facultés intellectuelles, survient surtout au cours de maladies aiguës, et apparaît dans l'alcoolisme, sous forme de *délirium tremens*.

Il faut surveiller étroitement le malade, mettre hors de sa portée tous les objets, revolvers, couteaux, etc., dont il pourrait faire usage et fermer hermétiquement portes et fenêtres. Les calmants, comme le *chloral*, la *morphine* sont efficaces, mais seul un médecin peut les ordonner.

DEMANGEAISONS. — Un peu d'ammoniaque suffira à faire disparaître les démangeaisons causées par les piqûres d'insectes; mais, lorsque les démangeaisons se manifestent sur tout le corps, on prendra des bains d'*amidon*, de *son*, ou des *bains alcalins* ou *sulfureux*.

DENTITION. — Nous ne parlons ici que des troubles que provoque la dentition, surtout chez les jeunes enfants.

On calme les douleurs qu'elle provoque, et qui se traduisent par de l'insomnie et de l'irritabilité, en frictionnant les gencives du bébé avec du *sirop de safran* et en lui donnant à mâcher de la *racine de guimauve*.

Les accidents de la dentition, caractérisés souvent par des éruptions ou *feux des dents*, sont ordinairement anodins, mais il faut prendre garde aux *convulsions*.

S'il y a de la diarrhée et des coliques, il faut surveiller la nourriture de l'enfant, et lui faire prendre de l'*eau de riz* ou de l'*eau albumineuse*.

Chez l'adulte, l'apparition des *dents de sagesse* peut donner lieu à certains accidents locaux qui nécessitent l'intervention du dentiste.

DIABETE. — On distingue :

1° Le *diabète sucré* ou *glycosurie*, qui est caractérisé par la présence, en quantité exagérée, de sucre dans les urines. Le malade s'affaiblit, devient impuissant. La soif augmente dans des proportions énormes; il existe des troubles des sens, particulièrement de la vue, et une émission considérable d'urine (polyurie). Le cerveau est en proie aux idées noires et la mort survient par cachexie.

Les causes principales du diabète sucré sont les excès de table et alcooliques et la syphilis. Prise à temps, la glycosurie est susceptible de guérison, et peut être reconnue aux *taches blanches* que forme au bas du pantalon les gouttes d'urines qui y sont tombées. Il est nécessaire de suivre un régime très sévère, en s'abstenant de pain, de féculents, de sucre, en prenant des *alcalins*, en buvant de l'*eau de Bussang* et en faisant de l'exercice, qui favorise l'élimination des toxines. Eviter les veilles, les émotions et les contrariétés. La *saccharine* remplacera le sucre.

2° Le *diabète insipide* consiste non plus dans la présence du sucre, mais dans la grande quantité d'urine évacuée dans les vingt-quatre heures. On le remarque chez les nerveux et les hystériques.

DIARRHEE. — La diarrhée qui se caractérise par des selles fréquentes et liquides, accompagnées ou non de coliques, est due, soit à une inflammation de l'intestin, soit à une intoxication, à moins qu'elle n'apparaisse comme symptôme de certaines maladies infectieuses ou éruptives. Les matières rendues varient suivant la cause de la diarrhée; c'est ainsi que l'on remarque, dans les garde-robes, de la bile, des mucosités, des débris éphitéliaux, de l'eau ou des aliments mal digérés.

Le traitement consiste à arrêter la diarrhée avec les *préparations de bismuth*, ou de *laudanum*. Les purgatifs salins, *sulfate de soude* ou de *magnésie* sont aussi recommandés, ainsi que les lavements au *ratanhia*. La diète lactée est exigée.

La *diarrhée infantile* doit spécialement attirer l'attention, surtout si les selles sont vertes. Il faut alors changer l'alimentation de l'enfant et lui donner à boire de l'*eau de riz*, de l'*eau albumineuse* ou de l'*eau de Bussang*. (Voir *Dysenterie* et *Choléra*.)

DILATATION D'ESTOMAC. — Dans cette affection, qui s'accompagne presque toujours de gastrite, l'estomac augmente considérablement de volume, au point de former sous la peau une véritable saillie. Causée ordinairement par l'ingestion répétée d'une grande quantité de liquide, la dilatation d'estomac se reconnaît, lorsqu'on secoue le malade étendu sur un lit, à un clapotement dans la région épigastrique.

Elle s'accompagne, en outre, après les repas, de bâillements et de somnolence. Le traitement consiste en un régime alimentaire, d'où seront proscrits l'alcool, le vin, les [illegible]. On [illegible] et l'on ne boira [illegible] un verre d'eau d'abord, puis un demi-verre d'eau dans lequel on versera une cuillerée à café de *bicarbonate de soude*.

DIPHTERIE. — La diphtérie ou croup se révèle par la présence de fausses membranes dans la gorge et dans les fosses nasales qui peuvent s'étendre jusque dans les bronches entraînant ainsi la mort par asphyxie. La fièvre est élevée et le malade est [illegible] toux rauque, caractéristique.

[illegible] de *Diphtérie* était autrefois mortelle lorsque l'intervention chirurgicale n'arrivait pas à temps (trachéotomie). Mais aujourd'hui, grâce au *sérum antidiphtérique* de Roux, la plupart des enfants et des grandes personnes sont sauvés.

DYSENTERIE. — La dysenterie consiste en de fréquentes envies d'aller à la garde-robe (épreintes) qui sont suivies d'efforts violents. Les matières rendues [illegible] pelées [illegible] ou le [illegible] rend que quelques gouttes de sang, mélangées à des débris épithéliaux. Ces selles sont toujours accompagnées de violentes coliques et d'une vive sensation de poids ou brûlure à l'anus.

La dysenterie, due à un bacille spécial,

siégeant principalement dans le rectum et le gros intestin, est de nature infectieuse. Elle sévit surtout dans les pays marécageux, et parmi les agglomérations nombreuses d'hommes soumis à de mauvaises conditions hygiéniques et alimentaires. Son traitement consiste dans la diète lactée absolue. Des purgations au sulfate de soude seront données au malade, pendant plusieurs jours consécutifs, en ayant soin d'en diminuer graduellement la dose, 40 grammes le premier jour, 30 grammes le second, 20 grammes le troisième, 15 et 10 grammes les jours suivants. On donnera comme boisson de l'*eau de riz*, de l'*eau albumineuse*. Enfin, on fera de l'antisepsie intestinale, soit en donnant des lavements au *nitrate d'argent*, ou mieux de grands lavages rectaux, au bock, avec une solution de *permanganate de potasse* ou de bleu *de méthylène*. Pour calmer les coliques, on appliquera sur le ventre des *cataplasmes de farine de lin laudanisés*.

DYSPEPSIE. — La dyspepsie est due à une inflamamtion de l'estomac d'origine alimentaire. Elle s'accompagne de bourdonnements d'oreille, d'éblouissements, de lourdeurs de tête, et d'un sentiment de pesanteur dans toute la région épigastrique. Après les repas, le malade est souvent pris de vomissements alimentaires qui l'oblige à rendre, sans douleur, tout ce qu'il vient d'absorber. Parfois, l'estomac se dilate, par une accumulation de gaz (dyspepsie flatulente), qui lui procurent des vents ou des rots. Enfin, il est pris de baillements et d'envies de dormir, qu'il ne peut vaincre qu'à grand peine.

Le dyspeptique doit ne manger que des viandes grillées ou rôties, s'abstenir de crudités, de chocolat, de poissons, de bouillon et de sauces. Il ne prendra que des légumes verts, oseille excepté, ou des légumes en purée et ne boira que de l'*eau de Bussang* ou de la bière très légère; après chacun des principaux repas, il prendra dans un quart de verre d'eau une demi-cuillerée à café de bicarbonate de soude, et se fera tous les matins sur la région épigastrique une lotion froide et se frictionnera ensuite au gand de crin.

E

ECORCHURES. — Il faut ne jamais négliger une écorchure, car elle est une porte d'ouverture à l'infection. On préservera donc les écorchures du contact de l'air, et on les lavera fréquemment avec une *solution de sublimé.*

ECOULEMENTS. — Les écoulements consistent dans une secrétion exagérée des liquides naturels ou d'un produit morbide, comme le *pus.* (Voir *Conjonctivite, Kératite, Otite, Fistules, Gourme, Blennorragie, Syphilis*, etc.)

L'*uréthrite*, qui se traduit par un écoulement blanchâtre, ne tachant pas le linge, est caractérisée soit par des excès sexuels, soit par un abus de boissons alcoolisées et fermentées. Cette affection disparaît au bout de quelques jours, à l'aide de quelques injections d'*eau boriquée* et de boissons adoucissantes comme la *tisane de chiendent et d'orge,* ou la *tisane de queue de cerises.*

Chez la femme, on constate plusieurs sortes d'écoulements : *les flueurs blanches*, qui provoquent une secrétion blanchâtre, semblable à de la crème et l'ulcère de l'utérus qui secrète un liquide épais comme du blanc d'œufs ou encore sanieux, strié de sang, et dégageant une odeur fétide.

Ces écoulements se traiteront suivant les maladies qui les causent. En tout cas, la malade aura soin de faire deux fois par jour de grands lavages vaginaux, avec une solution de permanganate de potasse au 4/1000°.

ECTHYMA. — Maladie de la peau, caractérisée par de larges boutons rouges, indurés à leur base, et formant croute.

Il faut enduire les boutons de *pommade à l'oxyde de zinc*, prendre des purgatifs salins comme le *sulfate de soude* et des dépuratifs comme l'*iodure de potassium* ou l'*iodure de sodium*. Enfin, comme cette affection dénote un mauvais état général, on aura recours à la *suralimentation*.

ECZEMA. — Maladie de la peau, qui se présente sous forme de petites pustules, qui suppurent et s'accompagnent de rougeurs et de démangeaisons.

L'eczéma siège principalement au visage, aux mains, aux seins, aux plis du coude et des cuisses, mais il peut aussi se généraliser.

Le traitement consiste d'abord dans un régime alimentaire; le malade devra s'abstenir de poissons, de crustacés, de coquillages, de sauces, de crudités et de mets épicés. Il ne mangera que des viandes blanches et des légumes verts ou en purée.

Le traitement local consiste en lavages de la partie malade avec de l'*eau boriquée chaude* et en onctions avec la *pommade Saint-André*. Si l'eczéma se généralise, on prendra des bains adoucissants, *bains de son* ou *d'amidon*.

On complètera le traitement par l'usage d'un dépuratif approprié, le *dépuratif Saint-André*, à base de jus d'herbes, de salsepareille et de ferments de raisin nous a donné de très bons résultats.

EMBARRAS GASTRIQUE. — L'embarras gastrique, s'il n'est pas dû à une maladie de l'estomac, constitue ordinairement une affection passagère, sans gravité, qui est occasionnée par l'ingestion d'aliments trop difficiles à digérer, ou de boissons alcooliques, prises en excès. Il se traduit par de la *fièvre*, de la *céphalée* et de la *courbature*. La langue est chargée, l'appétit n'existe plus, et la bouche est mauvaise. Dans la plupart des cas, les vomissements se produisent naturellement, mais si le malade ne peut vomir, il faut avoir recours à un *vomitif*. La *diète* est exigée ainsi que les purgatifs salins, *eau de Janos* ou *limonade purgative*.

On préviendra l'embarras gastrique en combattant la constipation par l'emploi de l'élixir de longue vie ou des pilules romaines.

EMPHYSEME. — Cette maladie, qui est due à une accumulation d'air ou de gaz dans les vésicules pulmonaires, est surtout fréquente dans la vieillesse.

Il n'existe aucun remède propre à faire disparaître l'emphysème. Il faut éviter les refroidissements, s'abstenir de boissons alcooliques, de tabac, et suivre un régime alimentaire, prescrit par le médecin.

EMPOISONNEMENTS. — Le traitement dépend de la cause d'intoxication; mais, en général, il faut immédiatement faire vomir le malade, soit à l'aide d'un *vomitif*, soit en lui introduisant les doigts dans la gorge.

Les empoisonnements par l'opium, la morphine, le laudanum, se traitent de la même façon; toutefois, on fera prendre au malade une solution de *bicarbonate de soude* ou de *magnésie calcinée*, puis une très forte infusion de *café* ou mieux des *injections hypodermiques de caféine*.

Dans les intoxications par l'arsenic et les acides, on emploie la *magnésie calcinée* à haute dose, 15, 20 et 30 grammes, le *bicarbonate de soude*, *l'eau de savon*, *l'eau de craie*.

Pour les empoisonnements par le camphre, on aura recours aux *affusions d'eau froide sur la tête*, et aux excitants, *thé, café*, etc.

En résumé, toutes les intoxications, soit par les coquillages et les crustacés, soit par les champignons, doivent être traitées par les *vomitifs* et les *purgatifs*.

Il existe des empoisonnements chroniques aussi, par la *morphine*, la *cocaïne*, la *nicotine*, etc.; ils ne peuvent guérir que par la cessation complète du poison qui les engendre.

ENDOCARDITE. — (Voir *Cœur.*)

ENGELURES. — Les engelures sont causées par le froid. Elles sont dues à une inflammation et un engorgement des vaisseaux lymphatiques.

On s'en guérit en prenant des *bains* très chauds de pieds ou de mains et en faisant des onctions sur la partie malade avec de la *pommade à l'oxyde de zinc.*

ENTERITE. — L'entérite, ou inflammation de l'intestin grêle, peut être aiguë ou chronique. Elle a pour symptômes du ballonnement du ventre, qui est douloureux à la pression, des coliques et de la diarrhée. Le malade rend des selles caractéristiques dont les matières jaunâtres sont parfois striées de sang et mélangées de mucosités et de débris épithéliaux.

L'entérite aiguë exige la diète. Le malade prendra comme boisson de *l'eau de riz* ou de *l'eau albumineuse*. Contre la diarrhée, on apposera les *purgatifs salins* comme l'eau de *Janos* et les grands lavages rectaux au *permanganate de potasse*, ou mieux au *bleu de méthylène*.

Dans la forme chronique, beaucoup plus longue à guérir, on suivra le traitement précédent, mais on aura, en outre, recours aux désinfectants, *benzonaphtol, acide lactique, salol*, et aux lavages plus fréquents au *bleu de méthylène* qui cicatrise les ulcérations de l'intestin.

Le traitement de l'entérite, chez les enfants, consiste surtout en un changement de régime. (Voir *Diarrhée*.)

ENTEROCOLITE. — Cette maladie se présente ordinairement chez les individus sujets à une constipation opiniâtre. On constate, dans les selles, des peaux épaisses et blanchâtres qui font croire souvent à la présence du ver solitaire.

L'entérocolite se traite comme *l'entérite*.

ENTORSE. — Siégeant à la cheville, au poignet ou au pouce, l'entorse est occasionnée par un faux-mouvement qui provoque une distension brusque des ligaments.

Il faut aussitôt appeler le médecin. Le traitement consiste surtout en *massages* et en *compression de la partie malade*. Le repos est exigé.

EPHELIDES. — C'est ce que l'on appelle vulgairement les taches de rousseur. Elles se remarquent surtout chez les personnes blondes ou rousses, mais elles peuvent être aussi causées par le soleil, et apparaître chez les femmes enceintes où elles constituent le *masque*.

Les taches de rousseur disparaissent à la suite de soins hygiéniques et d'onctions avec la pommade à l'*oxyde de zinc*.

EPILEPSIE. Cette maladie, ordinairement héréditaire (alcoolisme, syphilis) ou survenant à la suite d'une commotion violente ou d'excès, se traduit par une perte complète de connaissance. Le corps est secoué de mouvements saccadés, le malade se mord la langue, et l'on voit sourdre aux commissures des lèvres une écume sanguinolente.

Pendant la crise, il faut desserrer les vêtements du malade et le placer dans un endroit où il ne puisse se faire aucune blessure. On lui fera en même temps de la révulsion en frappant l'épileptique sur la figure à l'aide d'une serviette mouillée. On lui fera respirer, en même temps, du vinaigre, des sels ou de l'éther. Chez la femme, on aura en outre, recours à la compression des ovaires.

Après la crise, le malade devra suivre un régime alimentaire très sévère, et ne boire que de l'*eau pure*. Il évitera tout surmenage physique et intellectuel, les émotions, les contrariétés et il aura soin d'éviter une existence sédentaire et de faire le plus possible d'exercice en plein air.

On constate une autre forme d'épilepsie appelée vulgairement *petit mal* au lieu de *haut mal* que l'on donne à l'épilepsie. Dans ce cas, le malade ne perd pas connaissance, il ne tombe pas, mais il s'arrête brusquement au milieu d'une phrase, sans retrouver son idée. Ce malaise ne tarde pas à se dissiper.

EPISTAXIS. — L'épistaxis ou saignement de nez est un des symptômes de l'anémie et de certaines maladies infectieuses, comme la fièvre typhoïde, mais il apparaît souvent à la suite d'un afflux sanguin au cerveau, causé soit par une migraine, soit par un traumatisme.

Les aspirations d'eau froide ou les mouvements brusques des deux bras élevés en l'air, suffisent parfois à calmer l'écoulement sanguin; mais si ces moyens ne réussissent pas, il faut avoir recours aux *tamponnements des fosses nasales, à l'aide* d'un tampon d'ouate hydrophile imbibée de *perchlorure de fer* ou trempé dans une solution d'*antipyrine*.

ERECTIONS. — Si les érections ne dépendent pas d'une maladie inflammatoire de la vessie ou de l'urèthre, *cystite, blennorra-*

gie, elles sont dues à une continence trop absolue. Il faut avoir recours au ***bromure de potassium***, un ou deux grammes, le soir avant de se coucher. On fera, en outre, de l'exercice physique, et l'on prendra deux ou trois grands bains par semaine.

ERYSIPELE. — Maladie de la peau, contagieuse et épidémique, siégeant principalement à la face, l'erysipèle se présente sous forme de cloques et s'accompagne de rougeurs et d'une vive sensation de brûlure. On contaste, en outre, une température très élevée, de la céphalalgie et de la courbature.

Il faut aussitôt isoler le malade et le traiter avec les *vomitifs*, le *calomel*, l'*antipyrine*. On enduira les parties malades de *vaseline boriquée*. L'erysipèle se complique souvent d'*albuminurie* et parfois de *méningite*, qui occasionne la mort.

ETOURDISSEMENTS. — Les étourdissements, s'ils ne dépendent pas d'un état général, anémie, chlorose, ou d'une fièvre infectieuse, se traitent par des frictions vinaigrées sur le front et les tempes, et par de la révulsion à l'aide de sinapismes sur les membres inférieurs.

ETRANGLEMENT. — L'étranglement intestinal survient à la suite d'une hernie ou d'une obstruction quelconque, qui met obstacle au cours des matières.

Cette maladie, très grave, nécessite l'intervention du médecin, qui doit souvent pratiquer l'opération.

EXOPHTALMIE. — L'exophtalmie ou saillie de l'œil hors de la cavité orbitaire, est ordinairement occasionnée par la présence d'un goître, qui est caractérisée par une inflammation du corps thyroïde, des battements du cœur ou tachychardie, et dans les gros vaisseaux du cou. Des troubles nerveux, des accès de suffocation, des bouffées de chaleur se remarquent aussi.

Cette maladie, qui peut être héréditaire, se montre chez les femmes nerveuses, au cours de l'hystérie, de l'anémie, de la chlorose, de l'épilepsie, etc. Elle nécessite l'intervention du médecin qui indiquera le traitement approprié.

EXOSTOSE. — Tumeur prenant naissance sur un os et se formant au détriment des éléments de celui-ci. Fréquents dans la syphilis, les exostoses sont justiciables du traitement chirurgical.

F

FIEVRE. — Il y a fièvre lorsque la température du corps dépasse 37 degrés 5. La fièvre débute généralement par un frisson, suivi d'une période de douleur. La soif est vive, l'appétit nul, et l'on constate de l'insomnie.

La fièvre, symptôme précurseur de la plupart des maladies, n'est pas toujours d'un mauvais augure, et dépend souvent d'un état momentané.

Le malade devra garder la diète et le repos au lit, et il prendra du *sulfate de quinine* ou de l'*antipyrine*.

La *fièvre intermittente* ou *fièvre paludéenne*, est occasionnée par les miasmes qui se dégagent des marais ou des endroits où l'eau est croupie. Les accès, qui reviennent à des jours ou à des heures fixes (fièvre *quotidienne, tierce, quarte*), débutent par un frisson, qui s'accompagne de maux de tête, et parfois de vomissements. Si la maladie dure un certain temps, elle détermine la mort par cachexie. Le remède est la *quinine*.

La *fièvre jaune* ou *vomito-négro* est une

maladie contagieuse, spéciale aux pays chauds, qui débute par une fièvre violente, de la céphalalgie, des vomissements de bile, du délire, et de la jaunisse. Le traitement consiste en des *bains froids*, de l'*alcool*, et de la *quinine*.

La *fièvre hectique* ou *fièvre lente*, s'observe surtout dans le cancer, la tuberculose, les maladies du cœur et du foie. Elle indique un état cachectique très avancé; il faut donc prescrire les stimulants et les *préparations au quinquina*.

FIEVRE TYPHOIDE. — Cette maladie, appelée encore *fièvre muqueuse*, commence ordinairement par une courbature, de la céphalalgie, de l'abattement et de l'anorexie. Le malade se plaint de bourdonnements d'oreilles, il a des insomnies et des *épistaxis* ou saignements de nez. Parfois, la fièvre typhoïde a un début très insidieux, c'est ainsi qu'on l'a vu débuter par un simple embarras gastrique, ou même une pneumonie lobaire, et apparaître à mesure que les symptômes de ces maladies disparaissaient.

Lorsque la fièvre typhoïde est déclarée, on constate chez le malade une fièvre intense, du délire, et de l'hébétude. La langue est recouverte d'un enduit pultacé noirâtre, le ventre est ballonné, et l'on constate en appuyant du gargouillement dans la fosse iliaque droite; suivant les cas, il y a diarrhée ou constipation. Les selles sont caractéristiques, et dégagent une odeur nauséabonde. Enfin, vers le deuxième septenaire, on aperçoit sur la peau du ventre et des membres, de petites taches rouges, appelées *taches rosées lenticulaires*. La mort peut survenir par perforation de l'intestin ou hémorragie intestinale, car la fièvre typhoïde consiste par la présence d'ulcérations au niveau de la muqueuse de l'intestin grêle.

Le traitement consiste en purgation et en *bains froids*. On fera de l'antisepsie intestinale avec le benzonaphtol, et on alimentera le malade avec du lait. Pendant la convalescence, on aura soin de ne donner aucun aliment solide, pain, fruits, légumes, sous peine d'une rechute, souvent mortelle.

La fièvre typhoïde étant une fièvre microbienne, et par conséquent contagieuse, due à la présence dans l'organisme du *bacille d'Eberth*, les personnes qui approcheront et toucheront le malade ou ses déjections, auront soin de se laver chaque fois les mains et la figure avec une solution antiseptique, *sublimé* pour les mains, *acide borique* pour la figure.

Après la guérison, on aura soin de faire désinfecter l'appartement, ainsi que les linges, et la literie du typhoïdique.

FISSURES. — Les fissures sont des gerçures ou des crevasses qui se montrent soit à la surface de la peau, soit sur les muqueuses.

Chez les fumeurs, les fissures de la lèvre servent de porte d'entrée au cancer.

Les fissures à l'anus sont excessivement douloureuses, et surviennent souvent à la suite de la constipation. Dans certains cas, il faut recourir à une opération. Mais, en général, les fissures se guérissent en les recouvrant d'une couche de *pommade à l'oxyde de zinc*. Pour les fissures à l'anus, on aura en outre recours aux *lavements glycérinés*.

FISTULE. — On nomme fistule tout conduit anormal et persistant, donnant lieu à un écoulement de liquide. Les plus fréquents sont les fistules de la joue, du canal de l'urèthre, de l'anus et du rectum. Le traitement est chirurgical, il consiste dans l'ouverture du trajet fistuleux, soit au bistouri, soit au thermocautère.

FLUEURS BLANCHES. — Cette maladie, appelée encore *leucorrhée*, n'est ni grave, ni contagieuse. Elle apparaît presque toujours au cours de l'anémie. Pour guérir les flueurs blanches, il faut suivre le traitement que nous avons invoqué à l'article anémie, et prendre des injections très chaudes, à l'*acide borique* ou au *permanganate de potasse*.

FLUXION DE POITRINE. — (Voir pneumonie.)

FOLIE. — La folie, qui consiste en une

perversion des facultés intellectuelles, se montre sous des aspects différents, et elle est des plus difficiles à guérir. Les alcooliques sont principalement ceux qui fournissent les principales recrues aux asiles d'aliénés. Il faut, dans tous les cas, enfermer le malade pendant un temps plus ou moins long.

FRACTURES. — Les fractures, ou solution de continuité des os, peuvent être *directes* ou *indirectes*. Elles sont directes, lorsque le traumatisme frappe directement l'os (coup de baton, etc.); et indirectes, lorsqu'elles sont produites par une contraction musculaire violente, comme les fractures de la clavicule, qui surviennent souvent à la suite d'une chute sur le poignet ou la paume de la main, qui portent à faux.

Les fractures du crâne et de la colonne vertébrale sont ordinairement mortelles. Les fractures des membres, si elles sont simples, sont facilement guérissables, en immobilisant le membre dans un appareil, qui maintient les fragments osseux dans leurs rapports naturels, et en faisant ensuite du *massage*.

Les fractures sont rares chez les enfants, car leurs os ploient au lieu de se rompre; mais on observe chez eux, des fractures *sous-périostées*, qui se distinguent des autres en ce que les deux fragments sont toujours engrenés l'un dans l'autre, maintenus qu'ils sont par le périoste. La fracture est compliquée, lorsqu'une plaie met à jour un des fragments osseux.

En attendant l'arrivée du médecin, on couchera le malade, et on lui évitera tout mouvement, capables de faire bouger les fragments. On placera des compresses d'eau froide sur le siège de la fracture. Dans certaines fractures, on constate un *cal vicieux* qui annonce un raccourcissement du membre.

FURONCLE. — Appelé vulgairement *clou*, le furoncle consiste en un bouton saillant, rouge, douloureux et induré, qui laisse sortir du pus sanguinolent et un amas de matière purulente demi-solide, appelé *bourbillon*. Le furoncle se distingue de l'anthrax en ce qu'il est superficiel et ne présente qu'une ouverture.

On peut faire avorter le clou en le recouvrant d'*onguent napolitain* ou de *teinture d'iode*. Si ce traitement ne réussit pas, on favorisera l'amas de la collection purulente en appliquant des *cataplasmes de farine de lin* ou mieux des compresses chaudes, trempées dans l'*eau boriquée* ou le sublimé. On pressera ensuite fortement la tumeur jusqu'à la sortie du bourbillon, ou on aura recours à l'*incision*. La plaie sera ensuite pansée avec des compresses de *sublimé* ou de *liqueur de Van Swieten*, puis avec de la gaze *iodoformée ou salolée*.

Les furoncles sont provoqués par une véritable intoxication du sang; aussi, voit-on presque toujours la guérison d'un premier clou, suivie de l'apparition de toute une série nouvelle. Pour enrayer cette infection nommée *furonculose*, il faudra dépurer le sang énergiquement. On pourra utiliser pour cela la *levure de bière fraîche* ou mieux le *dépuratif St-André* à base de *ferments de raisins et de plantes dépuratives.*

G

GALE. — Cette maladie est due à la présence sous l'épiderme d'un insecte microscopique, appelé *acarus scabiei* En se creusant de véritables galeries sous la peau, cet insecte détermine de violentes démangeaisons, qui siègent surtout entre les doigts et au niveau des articulations et qui se manifestent principalement la nuit, en produisant de petits boutons, qui ne tardent pas à s'ulcérer et à former des croûtes.

Il faut faire, matin et soir, pendant quatre jours sur tout le corps des frictions avec la *pommade d'Helmerich*. Durant ce temps, on ne changera ni de linge, ni d'effets, puis on prendra un grand bain sulfureux, en ayant soin de se laver au savon noir et de frotter la peau avec une brosse molle. On changera ensuite de linge et d'effets et l'on fera désinfecter ceux que l'on portait auparavant.

GANGRENE. — La gangrène qui consiste en la décomposition et la mort d'une partie vivante, s'observe au cours de certaines maladies et particulièrement du diabète.

On distingue la gangrène *sèche* et *humide*, ainsi que la *gangrène sénile*, spéciale à la vieillesse et qui occasionne la chute des orteils. La gangrène peut encore se produire à la suite d'une compression de longue durée, ou à la suite de plaies, de blessures et de brûlures.

On peut faire des pansements antiseptiques au *sublimé* ou à l'iodoforme, mais, dans presque tous les cas, il faut avoir recours aux moyens chirurgicaux.

GASTRALGIE. — Les principaux symptômes de la gastralgie sont : une sensation de fer rouge au creux épigastrique, des tiraillements, des spasmes, des gaz, des borborygmes, des nausées, suivis parfois de vomissements, du hoquet, de la constipation, de l'hypocondrie, et un état de nervosité général.

Le traitement est le même que celui de la dyspepsie (Voir *Dyspepsie*); si les douleurs sont trop violentes, le malade pourra les calmer en prenant de l'*eau chloroformée*.

GASTRITE. — La gastrite est fréquente chez tous ceux qui font abus d'alcool ou de boissons alcoolisées et de mets épicés et vinaigrés. On distingue :

1° La gastrite aiguë, qui a pour symptômes une sensation de brûlure, des renvois et des vomissements alimentaires. Le creux épigastrique est douloureux, et l'on constate quelquefois de la diarrhée, mais plus souvent de la constipation.

2° La *gastrite chronique*, beaucoup plus fréquente, n'est autre que la *dyspepsie*, la *dilatation d'estomac*, la *gastralgie*. Elle se traduit par une gêne ou une pesanteur à l'estomac, par du ballonnement, des renvois acides, des borborygmes, ainsi que par des bâillements et des somnolences après le repas.

Le traitement est le même que celui de la dyspepsie.

3° La *gastrite ulcéreuse* ou *ulcère rond de l'estomac*, est caractérisée par une sensation de brûlure et une violente douleur qui part de l'appendice xyphoïde et répond derrière le dos au rachis. On observe, en outre, des vomissements de sang ou gastrorrhagies. La diète lactée est obligatoire pendant un certain temps, puis le malade suivra le traitement indiqué ci-dessus.

GASTRORRAGIE. — La gastrorragie ou vomissements de sang de l'estomac peut survenir à la suite de la suppression des règles ou de coups dans la région épigastrique, mais la plupart du temps, elle apparaît au cours de certaines maladies comme l'ulcère rond, le cancer, etc.

On peut arrêter l'hémorragie par la *glace*,

que l'on donnera à sucer au malade, par le *perchlorure de fer* et l'*ergotine*.

On gardera la diète lactée, puis on ne prendra que des aliments mous, potages, bouillies, œufs, cervelles, etc., en s'abstenant complètement de pain.

GAZ. — Contre les gaz, *vents* ou *flatuosités* qui apparaissent dans les maladies du foie, de l'estomac et de l'intestin, on suivra un régime alimentaire approprié, et l'on prendra de la *poudre de charbon*, du *sirop d'ether* et des *infusions de menthe et d'anis*.

GINGIVITE. — La gingivite ou inflammation des gencives est causée par la malpropreté; la carie dentaire, soit par certaines maladies comme le *diabète*, la *gastrite*, l'*hépatite*, le *scorbut* et l'*intoxication mercurielle*, dans la syphilis. L'haleine est fétide; les dents se déchaussent, on constate de la salivation et même parfois de la suppuration.

Toutefois peu grave, la gingivite se guérit en se tenant la bouche très propre et en se gargarisant fréquemment avec une solution de *chlorate de potasse*.

GLANDES. — Nous ne parlons ici que de l'engorgement des glandes ou adénite. Pour traiter cette inflamamtion, qui est due souvent à la scrofule, au lymphatisme, à la tuberculose et à la syphilis, il faut d'abord reconnaître la cause qui les produit. Dans bien des cas, cependant, on arrive à faire résorber l'adénite en faisant des onctions avec l'*onguent belladoné* ou la *pommade iodurée* et en donnant des dépuratifs : *iodure de potassium* et *liqueur de Fowler* ou des toniques, comme le *sirop* et les *cachets de calcéine Broussais.*

GLAUCOME. — Le glaucome, qui est consécutif à la choroïdite, entraîne ordinairement la perte de l'œil. Dans quelques cas, on peut obtenir la guérison en pratiquant, dès l'apparition du mal, une opération appelée *iridectomie.*

GOITRE. — Le goître ou inflammation du corps thyroïde est caractérisé par un développement anormal du cou et une tumeur qui peut gêner la respiration et les mouvements de déglutition du malade.

Le goître, fréquent dans certains pays de montagne, est traité par l'*iodure de potassium* et la *thyroïdine*. Il nécessite parfois une opération.

GOITRE EXOPHTALMIQUE. — (Voir *Exophtalmie.*)

GOURME. — Cette maladie, fréquente chez les jeunes enfants, et principalement chez les sujets lymphatiques ou scrofuleux, est caractérisée par une éruption de croutes ou de boutons, laissant sécréter de l'humeur et apparaissant sur la tête et le visage.

Il faut enlever aussitôt les plaques de gourme en faisant des onctions avec de la *vaseline* ou de l'*huile d'amandes douces* et donner de l'*huile de foie de morue* à l'enfant qui n'est plus au sein.

GOUTTE. — La goutte diffère du rhumatisme ordinaire en ce qu'elle s'accompagne de nodosités ou gonflement des jointures, surtout celles des doigts, les déformant et rendant les malades impotents. La goutte est héréditaire et elle a ordinairement pour cause les excès de table ou de boisson. Pour éviter les accès de goutte, il faut supprimer tous les excitants, thé, café, alcools, se soumettre à un régime alimentaire très sévère et ne boire que des eaux alcalines (Vichy, Vals, etc.). Durant la crise, on observera la diète lactée, et si les douleurs sont trop fortes, on appliquera sur les jointures des compresses imbibées de *chloroforme*.

GRAVELLE. — (Voir *Calculs*).

GRENOUILLETTE. — Tumeur molle formée ordinairement par une accumulation de salin et située sous la langue. Le traitement consiste en une légère opération.

GRIPPE. — Maladie saisonnière, épidémique et contagieuse, appelée encore *influenza,* la grippe est bénigne en temps ordinaire, mais elle prend un caractère infectieux en temps d'épidémie où elle se complique de *pneumonie.*

Le traitement consiste dans les antithermiques, *sulfate de quinine, antipyrine,* en *purgatifs salins* (eau de Janos), et dans la *diète lactée.*

La grippe sévit surtout chez les individus faibles et les vieillards. Pour éviter la contagion, il faut éviter les réunions, les lieux publics et observer une hygiène parfaite.

H

HEMATOCELE. — L'hématocèle se produit à la suite d'un coup, d'une chute qui amène l'hémorragie de l'enveloppe séreuse des testicules.

L'hématocèle, peu dangereuse, nécessite le repos au lit. On mettra sur la partie malade des cataplasmes et l'on fera plusieurs fois par jour des onctions avec l'*onguent napolitain* ou la *pommade iodurée*.

HEMATURIE. — L'hématurie ou *pissement de sang* se reconnaît à la coloration de l'urine qui est rouge et laisse déposer des caillots bruns ou rougeâtres. L'hématurie s'observe au cours de la *cystite*, de la *néphrite*, du *cancer*, de la *variole noire*.

Le traitement consiste à garder le repos et la diète et à prendre à l'intérieur de l'*ergotine* ou du *perchlorure de fer*.

HEMOPTYSIE. — L'hémoptysie est caractérisée par un crachement de sang qui vient des bronches. Elle indique une lésion pulmonaire et presque toujours la tuberculose.

Il faut coucher le malade et lui tenir la tête aussi haute que possible à l'aide de plusieurs oreillers. En attendant le médecin, qui prescrira de l'*ergotine*, on fera sucer au patient de petits morceaux de glace et on lui interdira de parler.

Le traitement des hémorragies est semblable. On appliquera, en outre, de la glace ou des compresses froides sur la région malade.

HEMORROIDES. — Les hémorroïdes, ou *varices du rectum* sont externes ou internes. Elles sont causées ordinairement par la constipation et la station assise, mais elles ne sont pas contagieuses, comme le croient certaines personnes.

Le traitement consiste en purgatifs et en lavements adoucissants. Si les hémorroïdes deviennent très douloureuses, on prendra des *bains de siège froids* prolongés ainsi que des lavages également froids du rectum; enfin, on enduira les parties malades avec de l'*onguent populeum*.

Dans certains cas, on est obligé de recourir à l'opération.

HEPATITE. — L'hépatite, ou inflammation du foie, se présente fréquemment au cours des maladies d'estomac. Elle a pour symptômes une **douleur** sourde ou de la ***pesanteur*** dans la région du foie, surtout après les repas, de l'*essouflement*, des ***battements de cœur***, des *maux de tête*, de la *constipation*, des *selles décolorées*, de l'*hypocondrie*, des *défaillances* ou même des *évanouissements*. Le teint devient jaune et la langue se charge, le matin à jeun, d'un d'un enduit jaunâtre.

L'hépatite, si elle n'est pas bien soignée, peut déterminer la mort, soit à la suite de *Cirrhose*, soit à la suite d'un *abcès du foie*.

Le traitement, qui est long, consiste en purgatifs (*calomel*) en lavements adoucissants et dans un régime alimentaire prescrit par le médecin.

HERNIE. — La hernie consiste en l'issue d'un organe ou d'une portion d'organe à travers une ouverture naturelle ou accidentelle. C'est ainsi que l'on constate des hernies des muscles, de l'estomac, du poumon, mais les plus fréquentes sont les hernies de l'intestin. On distingue les hernies *inguinales*, *crurales*, *ombilicales*, et de la *ligne blanche*, suivant les régions où elles se forment. Elles sont toujours dues à une faiblesse ou à un relâchement de ligaments musculaires. Dans certains cas, les hernies s'étranglent et alors l'opération est urgente, car l'intestin peut se gangréner et c'est la mort.

Quand on s'aperçoit que la hernie sort, il faut aussitôt chercher à la faire rentrer, en plaçant le malade sur le dos, les cuisses écartées et les jambes à demi-ployées et en faisant avec la main des pressions lentes et graduelles sur le sac herniaire. Cette opération est appelée *taxis*. Lorsque la hernie est rentrée, il faut porter un bandage approprié et s'abstenir de tout effort et mouvements violents. Enfin on peut avoir recours à la cure radicale, opération qui réussit presque toujours.

HERPES. — L'herpès est caractérisée par l'apparition aux lèvres, au nez, au visage, aux parties sexuelles, au ventre et à la poitrine, de petites vésicules, qui secrètent un liquide limpide et transparent. L'éruption s'accompagne de cuisson et de brûlure, qui provoquent de violentes démangeaisons.

L'herpès, qui s'observe surtout chez les rhumatisants et les arthritiques, se guérit facilement, en lavant les parties malades avec une *solution de sublimé* ou d'*acide borique*. Pour calmer les démangeaisons, on enduira les vésicules de *pommade St-André*.

On désigne sous le nom d'*herpès tonsurant*, une maladie spéciale du cuir chevelu.

L'herpès n'est pas contagieux, mais les personnes qui y sont sujettes devront s'abstenir de boissons alcoolisées et d'une nourriture excitante.

HOQUET. — Le hoquet, qui est dû à une contraction spasmodique du muscle diaphragme, se guérit facilement, en buvant un verre d'eau à petites gorgées, en ayant soin de retenir sa respiration, ou en prenant une ou deux cuillerées à soupe de *sirop d'éther.*

HYDARTHROSE. — Caractérisée par un gonflement de la jointure, distendue par un épanchement de liquide, l'hydarthrose, surtout fréquente au genou, est provoquée par un traumatisme quelconque, coup, chute, etc., ou succède au rhumatisme. On la traite par la compression, les *badigeonnages de teinture d'iode* et les *pointes de feu.* Quelquefois, il faut avoir recours à la ponction, si l'épanchement est trop fort.

HYDROCELÆ. — L'hydrocèle est provoquée par un épanchement séreux dans la membrane qui enveloppe les testicules. L'hydrocèle est une maladie sans gravité qui se guérit au moyen d'une *ponction.*

HYDROPISIE. — Sous ce nom, on désigne tout épanchement séreux qui se produit dans une cavité naturelle du corps.

L'hydropisie dépend ordinairement d'une maladie du cœur ou du foie; c'est donc la cause qui l'engendre qu'il faut traiter.

HYGROMA. — Accumulation de liquide dans la bourse séreuse, située au-devant de la rotule. Cette tumeur a pour cause le frottement et toute autre cause d'irritation locale, c'est pourquoi elle est très fréquente chez les parqueteurs. Elle se guérit au moyen d'une opération sans gravité.

HYPER ou HYPOCHLORHYDRIE. — Il y a hyper ou hypochlorhydrie, suivant que l'acide chlorhydrique qui se trouve dans le suc gastrique est en trop grande quantité, ou au contraire s'il n'y en a pas assez.

Dans le premier cas, on donnera des alcalins, comme le bicarbonate de soude pour détruire l'acide, et de l'acide chlorhydrique dans le second cas.

HYPERMETROPIE. — Dans cette affection, qui est le contraire de la myopie, l'œil voit distinctement les objets éloignés et ne distingue pas les objets rapprochés.

L'hypermétropie se corrige à l'aide de verres spéciaux.

HYPERTROPHIE. — Sous ce nom, on désigne toutes les augmentations de volume d'un organe (hypertrophie du cœur, du foie, de la rate, etc.). Le traitement doit être indiqué par un médecin.

HYPNOTISME. — L'hypnotisme consiste sous l'influence de la volonté à provoquer le *sommeil artificiel* (catalepsie, léthargie, somnambulisme). Toutefois, on peut provoquer ce sommeil autrement qu'avec la suggestion, soit par des passes magnétiques, soit en faisant fixer un objet brillant.

L'hypnotisme a donné d'excellents résultats dans l'hystérie et dans certaines maladies nerveuses.

HYPOCONDRIE. — Etat de tristesse et de mélancolie provoqué soit par un état nerveux, soit par une maladie du foie ou de l'estomac.

HYSTERIE. — Cette maladie, très fréquente chez la femme, a des symptômes très variables. La plupart du temps, le caractère devient changeant et facilement irritable, la malade passe de la plus grande joie à la plus grande douleur; elle rit, elle pleure, sans savoir pourquoi, et pratique, malgré elle, la dissimulation et le mensonge. On constate des troubles du côté de l'estomac, une constriction de l'œsophage, une boule qui monte à la gorge (boule hystérique), des cauchemars, de l'insomnie, des maux de tête, du somnambulisme et des troubles de la menstruation. Quelques hystériques présentent des anesthésies partielles, on peut les pincer ou leur enfoncer des épingles à certains endroits sans qu'elles ressentent la moindre douleur. Enfin, d'autres sont sujettes à des attaques convulsives, qui entraînent une perte plus ou moins complète de la connaissance.

Le traitement de l'hystérie consiste surtout dans l'*hydrothérapie*. On calmera les malades à l'aide de potions au ***bromure de potassium*** et l'on donnera contre l'***insomnie*** des cachets de *sulfonal*, de *véronal* ou de *trional*. En cas d'anémie, on aura recours aux préparations de ***quinquina*** et de ***fer***, et à l'exercice physique. Contre l'attaque, on pratiquera la ***compression des ovaires***; on fera des frictions d'eau vinaigrée sur les tempes et le front; et l'on flagellera la figure avec un linge mouillé.

I

ICHTHYOSE. — Cette maladie est ainsi appelée parce que l'on voit apparaître sur la peau des écailles semblables à celles des poissons ou des piquants analogues à ceux des porcs-épics. Si l'ichthyose est héréditaire, elle est inguérissable; dans les autres cas, elle peut se guérir en prenant de grands bains alcalins, d'eau de son ou d'amidon et des soins minutieux de propreté et d'hygiène.

ICTERE GRAVE. — Cette maladie infectieuse, accompagnée de vomissements bilieux, de jaunisse, de troubles du système nerveux et d'hémorragies, peut venir compliquer une pneumonie, une fièvre typhoïde, ou encore une hépatite. C'est une maladie très grave, et lorsqu'elle est déclarée, il y a peu de chance de sauver le malade qui meurt de décomposition du sang.

IMPUISSANCE. — Par cette maladie, qui a pour cause la masturbation, les excès vénériens, l'abus de l'alcool, du tabac et de certains médicaments comme le bromure, l'homme se trouve dans l'impossibilité d'accomplir l'acte vénérien. Pour guérir l'impuissance, il faut s'abstenir de tous les aphrodisiaques et principalement de la cantharide; on vivra au grand air, on fera beaucoup d'exercices physiques et l'on prendra des fortifiants comme les *cachets Broussais à la Calceine,* ainsi qu'une nourriture carnée riche en principes azotés.

INCONTINENCE D'URINE. — Cette maladie est fréquente chez les vieillards affligés de paralysie, et de maladie de la vessie, chez les jeunes gens qui se livrent à la masturbation, et chez les enfants qui prennent des excitants, comme le thé ou le café.

Dans le premier cas, il faut traiter la maladie qui cause l'incontinence d'urine; mais, dans les autres cas, on aura recours aux *potions bromurées* à haute dose.

INDIGESTION. — Provoquée par un repas trop copieux, ou par l'ingestion d'aliments trop lourds à l'estomac, ou de mauvaise qualité, l'indigestion est caractérisée par un malaise général, de la pesanteur d'estomac qui s'accompagne de bouffées de chaleur, de sueurs froides, d'étouffement et de nausées. Si le malade vomit, il se sent aussitôt soulagé. Si les vomissements ne se produisent pas, on les provoquera soit en donnant de l'eau tiède, soit en mettant les doigts dans la gorge du malade, ou en lui chatouillant la luette avec un pinceau Après, le malade devra conserver la diète lactée, et prendre comme boisson, des infusions de tilleul ou de camomille.

INFECTION. — L'infection purulente peut succéder à une opération, mais elle se présente surtout après les accouchements. Elle débute par un frisson violent, qui se répète à plusieurs reprises, et détermine la *fièvre puerpérale*, maladie contagieuse, qui est devenue rare à cause de l'antisepsie. Il se forme des abcès dans les principaux organes, et la malade succombe à cette intoxication.

INSOLATION. — L'insolation est causée par l'exposition prolongée du corps à un soleil trop vif. Elle donne lieu à des accidents très graves, entraîne la perte de connaissance, et plonge, parfois, le malade, dans un profond assoupissement, qui peut se terminer par la mort.

Après avoir placé le malade dans un endroit frais et couvert, on le frictionnera énergiquement sur tout le corps, avec de la flanelle imbibée de vinaigre, d'eau-de-vie, ou d'alcool camphré. On posera sur la tête des compresses froides, et fréquemment renouvelées, ou mieux, une vessie de glace, que l'on aura soin de ne pas appliquer directement sur la peau, mais sur un morceau de laine ou de flanelle interposé. On fera prendre au malade du *sirop d'éther*, et on lui donnera de l'*ammoniaque* à respirer.

Le *coup de soleil*, est une insolation bénigne, qui se traduit par une vive rougeur de la peau, s'accompagnant d'une cuisson souvent très douloureuse, de céphalalgie, de fièvre, et quelquefois de défaillances. Au bout de quelques jours, l'épiderme s'excorie, et la peau reprend son aspect normal. Le traitement consiste à introduire la partie atteinte avec un corps gras quelconque, huile, ou vaseline, et s'il y a évanouissement, à faire respirer au malade des sels, du vinaigre ou de l'éther.

INSOMNIE. — L'insomnie existe dans toutes les maladies aiguës; elle est fréquente aussi dans les maladies d'estomac. Pour la combattre, on se sert du *bromure de potassium*, du *chloral*, de l'*opium*, de la *morphine*; mais le mieux pour retrouver le sommeil, est de faire de nombreux exercices physiques.

IRITIS. — L'iritis, ou inflammation de l'iris, membrane de l'œil, de couleur variable, située derrière la cornée, s'observe dans la conjonctivite, l'ophtalmie, le rhumatisme, la syphilis. Cette maladie débute par une violente douleur au front et dans l'œil; la fièvre apparaît, et l'on constate de la *photo-*

phobie, c'est-à-dire que l'œil est douloureusement affecté par la lumière. L'iritis peut amener la perte de la vision. On appliquera sur le côté malade, une ***mouche de Milan***, ainsi que sur la nuque, puis on fera des onctions sur le front et le pourtour de l'œil avec de *l'onguent napolitain belladoné*; et l'on instillera dans l'œil quelques gouttes d'un *collyre à l'atropine*.

IVRESSE. — (Voir *alcoolisme aigu.*)

J

JAUNISSE. — La jaunisse ou *ictère*, est causée par un refroidissement, une frayeur, une vive contrariété, ou un accès de colère; mais elle apparaît souvent au cours d'une *hépatite* ou d'une crise de coliques hépatiques. La peau, les yeux et les ongles deviennent jaunes; il y a peu de fièvre et le malade souffre peu.

On ordonne la diète lactée, les purgations au *calomel*, et les lavements adoucissants à l'huile d'olive ou à la glycérine. Le malade devra garder la chambre et éviter de se refroidir.

K

KERATITE. — La kératite ou inflammation de la cornée, est due soit au rhumatisme, soit à la scrofule; elle peut cependant se produire à la suite d'un coup ou de l'introduction dans l'œil d'un corps étranger. On distingue : la *kératite ulcéreuse*, la *kératite ponctuée*, et la *kérato-conjonctivite*. Le malade ressent une douleur aiguë dans le front et dans l'œil; il y a du larmoiement, des troubles de la vision et de la photophobie. La kératite peut entraîner la perte de la vision. Il faut tenir l'œil à l'abri de la lumière, et y faire des insufflations de *calomel à la vapeur*; enfin, on fera de la révulsion, en appliquant un *vésicatoire volant* à la nuque.

KYSTE. — Petite tumeur contenant soit un liquide séreux, ou bien encore des poils, des concrétions calcaires, et des matières sébacées, ou encore des vers (kystes hydatiques.) Certains kystes, comme ceux de l'ovaire, peuvent atteindre un volume énorme. Les plus communs sont appelés *loupes*, et siègent sur la tête.

Les kystes nécessitent tous une opération chirurgicale, plus ou moins grave, suivant leur caractère et leur emplacement.

L

LARYNGITE. — On distingue : 1° La *laryngite aiguë simple*, provoquée soit par un refroidissement, soit par l'aspiration de poussières ou de vapeurs irritantes, comme la fumée de tabac. On constate de l'enrouement, qui peut quelquefois se transformer en *aphonie*, ou extinction de voix complète, et de la gêne pour exécuter les mouvements de déglutition. La laryngite peut devenir chronique; elle est fréquente chez les fumeurs, et elle est caractérisée par l'expectoration, au réveil, de petits crachats gommeux, noirâtres et parfois sanguinolents.

Le traitement consiste en badigeonnage de *teinture d'iode* sur le cou, en inhalations de *feuilles d'eucalyptus*, ou en *pulvérisations phéniquées*.

2° La *laryngite striduleuse*, ou *faux-croup*, est spéciale à l'enfant, qui s'étant couché bien portant, se réveille en toussant et en étouffant; la voix est enrouée, mais elle n'est pas rauque comme dans la diphtérie; l'an-

[illegible] Cette maladie [illegible] [illegible] passe au bout de quelques [illegible].

3° La *laryngite tuberculeuse*, s'accompagne d'un état d'affaiblissement, qui conduit à la cachexie. Elle provoque la mort par asphyxie. On calme les douleurs avec l'o-*pium* ou la *morphine*.

4° Enfin, la laryngite syphilitique offre les [illegible]

LÉTHARGIE. — La léthargie consiste dans une prolongation inusitée du sommeil, et peut être provoquée artificiellement par l'hypnotisme. Le sommeil est si profond, qu'il peut faire croire à la mort, car il [illegible] toutes les fonctions de la vie végétative. Fréquent au cours de l'hystérie. [illegible] pour remédier à cet accident, recourir à [illegible] [illegible]

LICHEN. — Maladie de la peau, causée par la scrofule ou la syphilis. Comme traitement, en outre des dépuratifs, on prendra des *bains de son* ou des *bains gélatineux*.

LIPOMES. — Tumeurs de graisse recouvertes par la peau, qui sont indolores, mais qui peuvent prendre des proportions considérables. Si les lipômes sont petits, on peut essayer de les faire résorber à l'aide d'une pommade résolutive, *onguent belladoné*, *pommade iodurée*; mais, dans la plupart des cas, il faut avoir recours à l'extirpation.

LUXATIONS. — Les luxations ou *déboîtements* consistent dans la perte des rapports naturels des os et des articulations. Survenant ordinairement à la suite d'un traumatisme, coup ou chute, les luxations les plus fréquentes sont celles de l'épaule, du poignet et du maxillaire inférieur. Il faut, aussitôt l'accident, faire réduire la luxation par un médecin, sous peine d'ankylose du membre.

LYMPHATISME. — Ce symptôme, qui révèle un tempérament scrofuleux, est fréquent chez les enfants au moment de la croissance. Le lymphatisme se caractérise par la bouffissure de la peau qui semble soufflée, de la langueur, de la nonchalance, des maux d'oreilles, des abcès et des adénites, principalement des adénites cervicales, ou inflammation des ganglions du cou, qui peuvent suppurer.

Le traitement consiste dans la *suralimentation* et l'*huile de foie de morue*. On prendra, en outre, des dépuratifs arsenicaux comme la *liqueur de Fowler*, des reconstituants comme le *sirop Broussais* à la *Calceine*. Enfin, le traitement marin accomplit des cures merveilleuses; mais, à défaut du bord de la mer, on donnera au malade des *bains salés*.

M

MALADIE BRONZÉE. — Cette maladie, appelée encore *maladie d'Adison*, est causée par une altération des capsules surrénales. Elle se traduit d'abord par un affaiblissement considérable qui anéantit les forces et la volonté du malade, puis apparaissent des taches brunes et la peau prend une teinte bronzée uniforme. On constate, en outre, des maux d'estomac, des vomissements, de la diarrhée et parfois des douleurs fulgurantes dans tout le corps.

Cette maladie, très grave, se termine souvent par la mort, par suite d'un empoisonnement du sang.

MARASME. — On désigne sous ce nom un état de faiblesse générale, d'épuisement, fréquent au cours de l'anémie et des maladies de longue durée, et qui s'accompagne de langueur, de tristesse, de découragement et d'hypocondrie. Le traitement consiste à fortifier le malade et à stimuler l'organisme avec des médicaments excitants, tels que le *fer*, le *quinquina*, etc

MÉNINGITE. — La méningite, ou *inflammation des méninges*, fréquente surtout chez les enfants et les jeunes gens, a pour cause principale la *tuberculose*, bien que pouvant parfois se déclarer à la suite d'excès alcooliques, de surmenage intellectuel, d'insolation, ou encore au cours de certaines maladies ; fièvre typhoïde, variole, etc.

Les symptômes précurseurs sont : le *changement de caractère*, qui, de doux, devient triste, irascible, *les maux de tête*, et les *vomissements*. Le malade est obligé de s'aliter, car la céphalalgie devient intense, la température est très élevée et le pouls variable est souvent très lent. Le méningitique, tantôt abattu, tantôt excité, ne peut supporter la lumière (*photophobie*); il pousse des *cris de tête*; il a du délire et essaye de prendre avec ses mains des choses imaginaires (*carphologie*); enfin, il tombe dans le *coma*, et la mort survient au bout de douze ou quinze jours.

Une autre espèce de méningite est la *méningite cérébrospinale*, qui règne à l'état épidémique. On range aussi parmi les méningites cérébrospinales la *maladie du sommeil*, provoquée par la présence dans le sang d'un microbe du genre trypanosome, qui est inoculé à l'homme par la mouche tsé-tsé.

Les *purgatifs*, le *calomel*, l'*onguent napolitain* en onctions, les *mouches de milan* et en général tous les *révulsifs* sont les moyens employés, presque toujours sans succès, contre la méningite.

MENTAGRE. — Cette maladie, encore appelée sycosis, apparaît sous forme de croûtes noirâtres et sèches, siégeant dans les poils de la barbe, au menton, sur la lèvre supérieure. Contagieuse, elle constitue un accident de la scrofule, de la syphilis ou du rhumatisme.

A l'aide de ciseaux, on coupera les poils, et l'on brûlera les parties malades avec le *crayon au nitrate d'argent.* Comme dépuratif, on prendra l'*iodure de potassium.*

METRITE. — La métrite est une inflammation de la muqueuse utérine. Cette inflammation est partielle lorsqu'elle n'occupe que le col de l'utérus, totale lorsqu'elle s'étend à l'organe tout entier.

La métrite, causée soit par des excès vénériens, des chutes, survient souvent après les couches. La malade ressent une forte pesanteur dans le bassin avec irradiation dans les cuisses; la région lombaire est douloureuse, et l'on remarque un écoulement vaginal, composé d'un liquide visqueux, glaireux, semblable à du blanc d'œuf et quelquefois sanguinolent. La constipation existe presque toujours. La métrite peut s'étendre au péritoine, constituant la *métro-péritonite.* Enfin, de l'état aigu, elle peut passer à l'état chronique (*métrite catarrhale*).

Le repos allongé est absolument exigé. On proscrira tous les excitants, thé, café et les boissons alcooliques, vins, liqueurs. Les rapports sexuels sont interdits. La malade fera, deux ou trois fois par jour, de grands lavages au bock, d'eau très chaude additionnée de *permanganate de potasse*. Les granulations de l'utérus seront cautérisées au nitrate d'argent. Le ventre sera toujours tenu libre, à l'aide de légers purgatifs ou de lavements glycérinés. Enfin, on appliquera sur le ventre des *cataplasmes de farine de lin laudanisés*.

MIGRAINE. — Cette maladie, si fréquente, est due toujours à un mauvais état des voies digestives et particulièrement à la constipation.

Elle se traduit par de violents *maux de tête*, de la fièvre et des *nausées*, qui forcent le malade à s'aliter et à éviter la lumière.

Le traitement de la migraine consiste dans les analgésiques : *antipyrine*, *sulfate* ou *valérianate de quinine*, *pyramidon*, etc., la *diète lactée*, et contre l'insomnie, un cachet de *sulfonal*. Le meilleur moyen de l'éviter, sera de supprimer ses causes ; on combattra la constipation par les *pilules romaines* ou *l'eau de Janos*.

MORVE. — La morve, ou *farcin*, est une maladie contagieuse, spéciale aux animaux, mais transmissible à l'homme. Elle se traduit par une inflammation du nez, des paupières, qui secrètent un liquide épais de couleur jaunâtre. On remarque, en outre, sur divers endroits, des abcès, des ulcérations et des pustules. Cette maladie, qui se termine souvent par la mort, se traite par le *sulfate de quinine*, le *chloral*, l'*opium*. Enfin, on cautérise les ulcérations au thermocautère.

MUGUET. — Cette maladie, fréquente chez les jeunes enfants et due à un parasite végétal, l'*oïdium albicans*, est caractérisée par l'apparition sur la langue et la muqueuse buccale, de petites vésicules blanchâtres, qui ressemblent à la fleur du muguet. Lorsque la maladie s'étend aux intestins et à l'estomac, elle s'accompagne de diarrhée et de vomissements. Le muguet, qui se présente aussi chez les personnes affaiblies, au cours de certaines affections, se traite en badigeonnant les parties malades plusieurs fois par jour avec un *collutoire boraté* et en se gargarisant fréquemment avec un liquide antiseptique.

MYELITE. — La myélite ou inflammation de la moelle épinière est due soit à certaines maladies infectieuses, soit à des intoxications provoquées par le plomb et surtout l'alcool.

La myélite, chez l'enfant, constitue la *paralysie infantile*, qui se montre vers l'âge de deux ou quatre ans. Elle consiste par la paralysie de certains muscles et rend ainsi la marche et certains mouvements impossibles. Si elle ne se termine pas par la mort, elle laisse ordinairement d'horribles infirmités comme le *pied-bot*, la *claudication*, etc.

On donnera de l'iodure de potassium. On couvrira toujours chaudement l'enfant et on lui fera, sur tous les muscles paralysés, des frictions sèches avec de la flanelle.

Chez l'adulte, la myélite est aiguë ou chronique, et peut guérir dans le premier cas, rarement dans le second. Elle est caractérisée par des *douleurs fulgurantes* le long de la colonne vertébrale, par des fourmillements, principalement dans les pieds et dans les mains. Enfin, on constate une *paraplégie*, ou paralysie des membres inférieurs, qui rend la marche impossible.

On a recours aux révulsifs : pointes de feu et vésicatoires le long de la colonne vertébrale, et à l'intérieur on prescrit l'*iodure de potassium*.

MYOPIE. — Maladie de l'œil, congénitale ou accidentelle, consistant, à l'état normal, à ne rien voir à environ trente centimètres de distance. La myopie se corrige par des verres appropriés.

MYXOEDEME. — Due à une atrophie ou à une maladie du corps thyroïde, le myxœdème se caractérise par une bouffissure de la figure, des paupières, des lèvres, des mains et des pieds, dont la peau prend une teinte cireuse; tandis que les cheveux ne tardent pas à tomber. On constate, en outre, un affaiblissement graduel de l'intelligence et le malade meurt de cachexie.

On prescrit l'*iodure de potassium* et l'ingestion de *thyroïdine,* produit préparé avec des corps thyroïdes de mouton; mais cette médication est dangereuse et doit être réglée par un médecin.

N

NEPHRITE. — Inflammation des reins. On distingue plusieurs sortes de néphrites.

La *néphrite simple* ou *aiguë*, survenant à la suite d'un traumatisme, d'une contusion ou d'une irritation des conduits excréteurs, débute par un frisson prolongé, suivi de soif, de chaleur, en un mot, de tous les phénomènes qui accompagnent un accès fébrile. Le malade, tourmenté par un continuel besoin d'uriner, n'urine que quelques gouttes et cette urine peut contenir une plus ou moins grande quantité de sang qui la rend rouge ou brunâtre.

Le traitement consiste en la *diète lactée*, des *bains généraux* tièdes et prolongés, des *lavements* ou de *légers purgatifs*.

La *néphrite métastatique* a pour causes toutes celles qui produisent l'infection purulente; elle apparaît dans les phlébites, l'anthrax, la gangrène, la fièvre puerpérale, etc.

La *néphrite chronique* ou *mal de Bright*. Dans cette sorte de néphrite, l'urine, peu abondante, de couleur pâle et presque sans odeur, précipite une grande quantité d'albumine. La plupart du temps on ne constate pas de fièvre chez le malade; mais ce dernier se plaint de violents maux de tête; son caractère devient triste, irritable, sa vue s'affaiblit. Enfin, des œdèmes de la face et des extrémités, et souvent aussi des diarrhées apparaissent. L'œdème devient peu à peu général et la mort est la terminaison ordinaire.

Comme traitement, on préconise, au début, les *émissions sanguines*. On n'emploiera pas les diurétiques, mais on aura recours aux alcalins. Dans la dernière période de la maladie, on pourra faire usage des préparations de quinquina pour soutenir les forces du malade.

NEURASTHENIE. — Cette maladie, si fréquente à notre époque de surmenage, se manifeste par de la faiblesse, de l'irritabilité, des idées noires et des malaises de différente nature: vertiges, spasmes, étouffements, insomnie.

La neurasthénie est causée soit par des excès intellectuels ou physiques, soit par certaines maladies, l'anémie, la goutte, le rhumatisme, la gastralgie, la gastrite, etc.

Le malade devra éviter toute fatigue et tout surmenage intellectuel et vivre au grand air. Quinze jours par mois, il prendra, à chaque repas, un cachet Broussais à la Calceine.

Il devra boire comme eau de table de l'eau de Bussang.

NEVRALGIES. — On constate : les *névralgies faciales*, causées par le froid, les *névralgies dentaires*; les *névralgies intercostales*; la *névralgie sciatique*, qui atteint le nerf sciatique situé à la partie postérieure de la cuisse et de la jambe, etc. Contre cette dernière névralgie on emploie le syphonage. En tout cas, le traitement consiste en calmant, *bromure, chloral, opium, morphine*; en analgésiques : *sulfate de quinine, antipyrine, pyramidon*, et si la douleur est trop violente, on a recours aux aspersions locales de *chlorure d'ethyle*.

Les névralgies sont fréquentes au cours de la chlorose, de l'anémie, du rhumatisme et de la syphilis.

NEVROSES. — Les principales névroses sont l'*epilepsie*, l'*éclampsie*, la *chorée*, l'*hystérie* et la *neurasthénie*. (Voir ces articles.)

NYMPHOMANIE. — La nymphomanie ou *fureur utérine* est une maladie spéciale à la femme qui est possédée du désir insatiable de pratiquer l'acte vénérien. Contre cette maladie, il faut avoir recours aux *bromures* à haute dose, aux *grands bains*, et l'*exercice* en plein air.

O

OBESITE. — L'obésité, ou *polysarcie*, ou *embonpoint*, lorsqu'elle est exagérée, nuit à la santé. Pour se faire maigrir, on aura recours aux dépuratifs comme l'*iodure de potassium*, aux exercices violents, à la marche. On a obtenu de bons résultats avec la *thyroïdine*, mais nous l'avons déjà dit, cette médication est dangereuse et ne peut être appliquée convenablement que par un médecin, il est préférable d'avoir recours à l'usage régulier d'un laxatif inoffensif tel que les *pilules Romaines* prises à la dose de une tous les soirs.

OEDEME. — Epanchement de liquide dans le tissu cellulaire sous-cutané. On constate l'œdème ou l'*anasarque*, en appuyant le doigt sur la peau, et immédiatement celle-ci en conserve l'empreinte. Dans certains cas, où l'épanchement est considérable, le liquide s'écoule au dehors et l'on remarque de la gangrène. L'œdème est le signe d'une maladie, on l'observe au cours de l'albuminurie et de certaines affections cardiaques.

Pour le faire disparaître, on aura recours aux *purgatifs* et aux *diurétiques*, mais avant tout, il faut soigner la cause qui le produit.

OESOPHAGISME. — Cette maladie consiste dans un spasme de l'œsophage qui se contracte et se resserre au moindre contact. On remarque l'œsophagisme au cours de l'hystérie, du cancer, des rétrécissements de l'œsophage et de l'œsophagite.

On peut arriver à calmer ce spasme à l'aide de la cocaïne, mais, la plupart du temps, on est obligé d'alimenter le malade au moyen de la *sonde œsophagienne*.

OESOPHAGITE. — L'œsophagite, ou inflammation de l'œsophage, est ordinairement causée comme les rétrécissements de l'œsophage à la suite d'un empoisonnement par des substances caustiques : *sublimé*, *potasse*, etc. Pour alimenter le malade, il faut se servir de la sonde œsophagienne, en attendant que le chirurgien pratique la dilatation du rétrécissement.

ONANISME. — L'onanisme ou *masturbation* entraîne à la longue des maladies de la moelle épinière, l'anémie, l'hystérie, voire la folie.

On donnera du bromure à haute dose, de 1 à 4 grammes par jour, afin de calmer les érections et par conséquent le désir.

ONGLE INCARNE. — L'ongle incarné ou *onyxis, onglade,* est caractérisé par une ulcération et un bourgeonnement charnus, siégeant au bord de l'ongle, et recouvrant celui-ci. Le gros orteil est surtout sujet à cette maladie, qui a pour cause la malpropreté, la scrofule ou le lymphatisme.

On peut guérir cette affection, très douloureuse, en introduisant tous les jours, entre le bord libre de l'ongle et la chair, une mèche de gaze stérilisée, et en cautérisant les bourgeons charnus au *nitrate d'argent.*

Si ces moyens échouent, il faudra recourir à l'opération.

OPHTHALMIE. — L'ophthalmie purulente, fréquente dans certains pays chauds, est causée, la plupart du temps, par l'existence d'une blennorragie. L'infection se produit par le transport du pus qui s'écoule de l'urèthre, dans l'œil. Cette maladie peut entraîner la perte de l'organe. On prescrit les lavages répétés, à l'eau boriquée chaude, et les instillations de collyre au *nitrate d'argent.*

L'*ophthalmie des nouveaux-nés* est due à la même cause.

Quant à l'*ophthalmie simple,* elle a les mêmes symptômes et le même traitement que la conjonctivite.

OPPRESSION. — Fréquente au cours de la bronchite, de la pleurésie, et surtout de l'asthme, l'oppression ou *dyspnée*, se soulage par des inspirations d'*éther* ou d'*iodure d'éthyle*. On recommande en outre à ceux qui y sont sujets, de manger peu, mais souvent.

ORCHITE. — L'orchite ou inflammation des testicules, survient soit à la suite d'une blennorragie, soit à la suite d'un traumatisme, coup, chute, etc. Elle prend le nom d'*épidydimite*, lorsque seul le canal spermatique est enflammé.

Le testicule est gonflé et douloureux, la peau est chaude, rouge, et tendue. Il survient presque toujours une fièvre assez forte. Quelquefois les deux testicules se prennent, dans ce cas, l'individu devient, en général, impropre à la fécondation.

Le malade doit garder le lit et observer la diète. On placera les testicules sur une planchette, entourée d'une forte épaisseur d'ouate, de manière à les maintenir relevés. On fera des onctions avec l'onguent napolitain belladoné, et l'on recouvrira la partie malade de compresses froides. Dans certains cas, on appliquera des sangsues. Lorsque le malade est guéri, il doit marcher avec beaucoup de ménagements, et porter un suspensoir.

OREILLONS. — Maladie épidémique et contagieuse, fréquente chez les enfants dans les pensions, et chez l'adulte au régiment, et en général, dans toutes les agglomérations. Les oreillons consistent dans l'inflammation des glandes parotides, situées de chaque côté de la face. La région est gonflée, douloureuse, ce qui empêche la mastication. La fièvre se montre toujours. Les oreillons peuvent se compliquer d'albuminurie, d'endocardite, et d'orchite (*orchite ourlienne.*)

Le traitement est des plus simples : Le malade garde la chambre et aura soin d'envelopper ses joues d'une forte épaisseur d'ouate.

OSTEITE. — L'ostéite, ou inflammation des os, se présente souvent au cours de la syphilis et de la scrofule, mais elle peut, dans certains cas, être provoquée par un traumatisme, coup, chute, blessure ou contusion. Les principaux symptômes consistent en une douleur vive au niveau de l'os malade, de l'empâtement, et du gonflement. Il peut se former des collections purulentes ou abcès, qui nécessitent ordinairement l'intervention du bistouri, et qui ne se ferment qu'après la guérison.

Une autre complication de l'ostéite est la *périostite.* (*Voir cet article*). Si l'inflammation atteint la moelle, on la désigne sous le nom d'*ostéomyélite.* Cette maladie, très grave, se complique souvent de phlegmons, et même d'infection purulente.

On prescrit l'*iodure de potassium*, la *liqueur de Fowler*, l'*huile de foie de morue*, et la *suralimentation* comme traitement interne.

Le malade devra garder le repos, prendre des *bains locaux*, et faire sur la partie malade des onctions avec la *pommade à l'iodure de plomb*, ou avec l'*onguent napolitain*. La guérison, surtout lorsque l'ostéite provient d'un traumatisme, a lieu ordinairement au bout d'un mois.

OSTÉOMALACIE. — Cette affection, qui apparaît dans l'âge adulte, a pour cause le ramollissement des os, dû à la perte des éléments calcaires, qui entrent dans leur constitution. L'ostéomalacie s'accompagne de déformations, et les os qui en sont atteints se cassent avec la plus grande facilité. On constate en outre de l'anorexie, de l'amaigrissement, et enfin de la cachexie qui provoque la mort.

OTITE. — On distingue : l'*otite externe* et l'*otite interne*, suivant que l'inflammation se produit dans le conduit auditif externe ou dans l'intérieur de l'oreille. Dans ce dernier cas, l'otite peut amener la destruction de l'organe de l'ouïe, et par conséquent amener la surdité. L'otite aiguë due, soit à un refroidissement ou à un coup, soit à la tuberculose, la scrofule, la syphilis, ou à une fièvre infectieuse, a pour symptômes, des maux de tête, des vertiges, des douleurs violentes, des bourdonnements, de l'insomnie, et de la fièvre. L'otite se complique parfois d'abcès qui se traduisent par un écoulement purulent et peuvent provoquer de la carie des os.

L'otite aiguë se termine ordinairement par la guérison, au bout de quelques semaines. Le malade fera dans l'oreille plusieurs fois par jour des injections chaudes d'*eau boriquée,* et aura recours, chaque soir, aux instillations de *glycérine phéniquée.* Si la douleur est violente, on appliquera derrière l'oreille une *mouche de Milan;* enfin, on fera dérivation sur l'intestin à l'aide d'un purgatif énergique, comme l'*eau-de-vie allemande,* ou *alcoolé de Jalap composé.*

L'otite chronique, ou otorrhée, ne s'accompagne ordinairement pas de vives douleurs, mais, ainsi que nous l'avons dit, elle peut souvent amener la surdité. Elle exige le même traitement que l'otite aiguë, mais en outre, le malade prendra de l'*iodure de potassium,* de l'*huile de foie de morue,* et si l'écoulement purulent est trop fort, il aura recours aux injections antiseptiques de *permanganate de potasse,* ou au *nitrate d'argent.*

OVARITE. — L'ovarite ou inflammation des ovaires, est l'orchite de la femme, elle peut survenir soit à la suite d'un traumatisme, soit à la suite d'une blennorragie, ou d'une infection quelconque. La malade ressent une douleur au niveau des ovaires, accompagnée d'une sensation de pesanteur dans le bas-ventre, qui s'irradie dans les cuisses.

Cette maladie nécessite le repos au lit, et peut guérir en ayant recours aux *cataplasmes de farine de lin*, sur le ventre, et aux injections chaudes de *permanganate de potasse.*

A l'intérieur on emploie les calmants, comme le *bromure de potassium*, et les dépuratifs, comme l'*iodure de potassium*. Dans les cas graves, il faut avoir recours à l'ablation d'un ou des deux ovaires. (*Ovariotomie.*)

P

PANARIS. — Cette inflammation du doigt, provoquée par une piqûre, ou les malpropretés qui s'introduisent sous la peau, par une écorchure, peut être superficielle ou profonde. Dans le premier cas, elle n'est pas grave, et prend le nom de *tourniole* ou encore de *mal d'aventure;* mais dans le second cas, elle s'attaque au tissu musculaire, et peut arriver même jusqu'à l'os, qu'elle carie, et entraîne ainsi la perte d'une ou de deux phalanges.

Le traitement peut être abortif; il consiste alors en onctions avec l'*onguent napolitain belladoné*. Mais, si la collection purulente ne se résorbe pas, il faut prendre, plusieurs fois par jour, des bains locaux d'une demi-heure, de *sublimé* ou de *liqueur de Van-Swieten.* La nuit, on appliquera sur le doigt des *cataplasmes de farine de lin,* ou mieux des compresses chaudes d'*eau boriquée;* et lorsque le pus est collecté, il est nécessaire d'ouvrir le panaris au bistouri. Après l'incision, on fera des pansements humides au *subli-*

mé, puis, lorsque la suppuration aura cessé, on aura recours aux pansements secs, à la *gaze iodoformée* ou *salolée*.

PARALYSIE. — Cette expression désigne la perte simultanée du mouvement et de la sensibilité, ou du mouvement seul. Il y a *hémiplégie*, lorsque la partie occupe une moitié, gauche ou droite, du corps, et *paraplégie*, lorsqu'elle siège aux membres inférieurs. Occasionnée ordinairement par une maladie du cerveau, de la moelle épinière, par l'hystérie, la syphilis, l'albuminurie, ou par une blessure, la paralysie peut être complète ou incomplète, suivant que la faculté de sentir et de se mouvoir est plus ou moins abolie.

La *paralysie agitante*, ou *maladie de Parkinson*, est caractérisée par un tremblement continu, cessant pendant le sommeil; elle s'accompagne de crampes, de raideur, d'hébêtement, de fixité de l'œil, de déformations musculaires. Cette maladie, qui peut durer longtemps, et qui n'apparaît que dans l'âge mûr, se termine toujours par la mort.

La *paralysie faciale* occupe toujours une moitié de la face qui est immobile, flasque et pendante. L'œil est démesurément ouvert, la lèvre est abaissée et laisse involontairement s'écouler la salive. Le malade ne peut siffler, et s'il se met à rire, le côté sain seul révèle son contentement, tandis que l'autre demeure impassible. La paralysie faciale provient d'une maladie des centres nerveux, de la syphilis, ou bien elle est causée par un traumatisme, un refroidissement, etc.

La *paralysie générale*, survient souvent après une attaque d'apoplexie, on l'observe aussi dans la syphilis, mais elle peut avoir pour causes les excès alcooliques, et le surmenage intellectuel. On constate d'abord de la perte de mémoire, de l'*aphasie*, de l'*agraphie*, auxquelles succède une sorte de délire, et principalement le délire des grandeurs. Le gâtisme arrive ensuite, et enfin la mort dans le marasme.

(Pour la paralysie infantile, voir *Myélite*.)

Toutes les paralysies, qui nécessitent la présence constante du médecin, se traitent par un régime sévère, et un repos complet de l'esprit; on emploie l'*électricité*, les *frictions sèches* sur la partie atteinte, les *dépuratifs arsenicaux*, les préparations de *noix vomique*, de *strychnine*, les purgatifs énergiques comme l'*eau-de-vie allemande*, les *lavements purgatifs*. L'usage du vin, de l'alcool, du café et du tabac, est interdit aux paralytiques.

PARAPHIMOSIS et PHIMOSIS. — Le paraphimosis est l'inflammation du prépuce, qui, étranglant la base du gland, ne peut recouvrir cet organe; le phimosis est le contraire, c'est-à-dire que le malade ne peut plus décalotter. La cause de ces deux affections est surtout la blennorragie, et parfois la masturbation et la malpropreté; toutefois le phimosis peut provenir d'un vice de conformation.

Le paraphimosis peut quelquefois disparaître à la suite de *bains locaux*, et d'antisepsie de la région; mais, dans la plupart des cas, il faut avoir recours à un médecin, qui en opère la réduction; cette opération prévient des accidents graves, et notamment les ulcères gangréneux.

Le phimosis nécessite lui aussi une opération qu'on nomme *circoncision.*

PAUPIÈRES. — Parmi les maladies des paupières (voir *blépharite*), on constate l'*orgelet*, appelé vulgairement *compère-loriot*, c'est simplement un petit furoncle qui ne tarde pas à aboutir à l'aide de compresses boriquées chaudes. Les *kystes* des paupières sont aussi fréquents et peuvent avorter avec des onctions à la *pommade iodurée.* Il faut quelquefois avoir recours à l'opération qui est absolument bénigne.

PELADE. — La pelade, ou *herpès tonsurant*, est due à la présence, sous le cuir chevelu ou sous les parties de la peau munies de poils, d'un parasite végétal nommé *trychophyton tonsurans.* Cette maladie contagieuse, qui se transmet par le rasoir, les ciseaux, le peigne, les brosses, les vêtements, consiste en plaques circulaires qui vont en s'agrandissant et mettent la peau à nu, comme si on avait épilé les cheveux ou la barbe. Toutefois, la pelade ne détruit pas la racine des cheveux ou des poils qui repoussent après un traitement approprié. Ce traitement consiste en onctions avec la *pommade au goudron*, la *pommade au précipité blanc*, et en applications de *teinture d'iode* sur la région malade. On recommande, en outre, *l'épilation*,

PERIOSTITE. — Les os sont revêtus, sur leur face extérieure, d'une membrane fibreuse, nommée périoste; c'est l'inflammation de cette membrane qui constitue la périostite.

Cette maladie, qui est causée par un coup, une blessure ou par certaines maladies comme la scrofule, le rhumatisme, la syphilis, est caractérisée par un empâtement douloureux des parties molles, de l'engorgement, et quelquefois, surtout dans la forme aiguë, par des douleurs très vives, augmentant la nuit à la chaleur du lit. La périostite des dents, ou périostite *alveo-dentaire*, amène l'ébranlement et la chute des dents; elle succède à une gingivite ou à une stomatite.

Le repos est exigé. Sur la partie malade, on fera des onctions avec l'onguent napolitain, ou encore de la révulsion avec la *teinture d'iode*, ou mieux les *pointes de feu*. Le traitement interne consiste dans les dépuratifs : *iodure de potassium* et l'*huile de foie de morue*.

PERITONITE. — Complication de la fièvre

typhoïde, de la hernie, de l'obstruction intestinale, et de toute autre cause d'infection, la péritonite a pour symptômes, des douleurs violentes dans le ventre, une sensibilité extrême de la région, de l'anorexie, des *vomissements porascés* de couleur verte, de la fièvre, de l'insomnie.

On doit appeler aussitôt le médecin, mais en attendant son arrivée, on appliquera sur le ventre des *cataplasmes laudanisés* ou mieux une vessie de glace que l'on n'appliquera pas directement sur la peau, mais sur une bande de flanelle interposée.

PERTES. — (Voir *Flueurs blanches.*) Chez l'homme, on constate parfois l'écoulement par le canal de l'urèthre d'un liquide filant, semblable au blanc d'œuf, qui n'est autre que le sperme et constitue les *pertes séminales* ou *spermatorrhée*. Ces pertes, causées souvent par la masturbation, peuvent également se présenter pendant le sommeil, à la suite d'une continence exagérée, ou d'une maladie de la moelle épinière, d'[illegible].

Contre ces pertes, qui peuvent provoquer un grand affaiblissement de l'organisme en général et des facultés intellectuelles en particulier, on emploiera, suivant le cas, le *bromure de potassium*, l'*hydrothérapie* et l'*exercice physique*. Si elles sont dues à la continence, des rapports sexuels les font disparaître.

PESTE. — Maladie microbienne et contagieuse qui a pour symptômes principaux : un anéantissement général, de la fièvre, du délire, des vomissements, des hémorragies, des convulsions tétaniques et des engorgements ganglionnaires aux aines ou aux deux aisselles, etc, connus sous le nom de *Bubons*. La peste, ordinairement mortelle, se traite aujourd'hui par les injections sous-cutanées d'un sérum, découvert par le docteur Gersin.

PHLEBITE. — La phlébite ou *inflammation des veines*, a pour causes principales, les coups, les varices et certaines maladies infectieuses comme la fièvre typhoïde, la variole, etc,; elle survient aussi à la suite de couches. (Phlegmatia alba dolens). La veine qui en est le siège se gonfle, devient douloureuse; le membre devient lourd, pesant et devient œdématié par suite de la présence du caillot sanguin qui empêche la circulation du sang dans le vaisseau malade. Ce caillot peut, dans certains cas, se désagréger et remonter au cœur, amenant ainsi la mort subite par embolie.

Le repos étendu est absolument exigé. Il faut éviter tout effort, tout choc et tout mouvement capable de favoriser le détachement du ou des caillots. On recouvrira le membre atteint d'une forte épaisseur d'ouate, que l'on maintiendra, sans serrer, avec une bande de toile; on fera des onctions avec l'*onguent belladone* et l'on prescrira à l'intérieur l'*iodure de potassium*.

PHLEGMON. — L'abcès phlegmoneux, occasionné par une piqûre, une contusion, une plaie, la malpropreté, est une maladie infectieuse, occupant toutes les régions, mais principalement les membres, et surtout la main, le bras et l'avant-bras, et consistant dans l'inflammation du tissu cellulo-graisseux.

Le phlegmon débute par de l'empâtement, du gonflement, de la chaleur et de la rougeur de la peau ; la fièvre apparaît, les souffrances sont intolérables ; on constate, le long du membre atteint, des traînées rougeâtres qui constituent la lymphangite et de l'inflammation des ganglions.

Le malade prendra, plusieurs fois par jour et pendant une demi-heure, des bains locaux de *sublimé*, puis, lorsque la collection purulente sera formée, on pratiquera de larges incisions (*incisions d'Hutchinson*), dans lesquelles on placera des drains et l'on fera de grands lavages internes désinfectants.

Il faut que le malade s'alimente le plus possible et prennent des excitants : thé ou café alcoolisés.

PHTYSIE. — (Voir *Tuberculose*.)

PITUITE. — Ce phénomène, qui consiste à rendre le matin à jeun des glaires et des matières semblables à du blanc d'œufs, s'observe chez les individus qui font des excès alcooliques ou qui sont atteints d'une maladie d'estomac. Le traitement consiste à faire usage des alcalins, comme le *bicarbonate de soude,* et à prendre, le matin, en se levant, un verre à bordeaux d'*huile d'olive.*

PLAQUES MUQUEUSES. — (Voir *Syphilis.*)

PLEURESIE. — Les poumons sont revêtus d'une membrane séreuse, appelée plèvre, composée de deux feuillets dont l'un adhère au poumon (*plèvre pulmonaire*) et l'autre aux côtes et au diaphragme (*plèvre pariétale*), lorsque ces membranes sont enflammées, elles provoquent la pleurésie qui prend le nom de *pleuro-pneumonie* lorsqu'elle accompagne une fluxion de poitrine, et de *pleurésie diaphragmatique,* lorsque la maladie siège au-dessus du diaphragme; enfin sous le nom d'*hydrothorax,* on désigne les épanchements de liquide qui se forment dans la plèvre, sans offrir de symptômes réactionnels et on appelle *hydropneumothorax,* un épanchement de liquide mélangé d'air qui se forme également dans la plèvre au cours de la tuberculose.

La pleurésie est sèche, aiguë ou chronique, elle s'accompagne souvent d'un épanchement séreux, de couleur citrine, qui peut se transformer en pus (pleurésie purulente). Cette maladie, qui nécessite toujours la présence d'un médecin est caractérisée par de la toux, un point de côté, de l'oppression, de la fièvre, des râles particuliers, et des crachats. On prescrit les révulsifs : *ventouses sèches ou scarifiées, pointes de feu, vésicatoires; une potion à la digitale,* des tisanes de *bourrache*, de *mauve*, de quatre fleurs, etc., et des purgatifs comme l'*eau-de-vie allemande.*

Contre l'épanchement, il faut recourir à la ponction (*thoracenthèse*).

Pendant la convalescence, le malade ne doit commettre aucune imprudence, car la pleurésie est une porte d'entrée à la tuberculose. Pour se préserver de cette terrible complication, il faudra faire usage, pendant un mois ou deux, de cachets à la Calcéine de Broussais. A la dose de un à chaque repas, ces cachets fortifient rapidement l'organisme. Enfin, après la guérison, on constate généralement une déformation du côté malade, qui est comme déprimé.

Dans la pleurésie purulente, il faut pratiquer une opération, connue sous le nom d'*empyème*.

PNEUMONIE. — La pneumonie ou fluxion de poitrine est aiguë ou chronique.

La pneumonie aiguë débute par un *frisson* violent qui secoue tout le corps, puis on constate de la fièvre, *une courbature*, de la *céphalalgie* et de *l'oppression*. Le malade est obligé de s'aliter; il tousse et se plaint d'un point de côté; enfin, il rend des crachats caractéristiques qui sont appelés *crachats rouillés*, car ils semblent être mélangés de rouille.

La *pneumonie*, très grave chez les jeunes enfants et les vieillards, ne guérit pas si elle est *double*, c'est-à-dire si elle attaque les deux poumons. La *pneumonie infectieuse*, qui est contagieuse, est une complication de la grippe ou influenza.

La pneumonie aiguë, si elle ne se complique pas de *pleurésie* ou de *pleuro-pneumonie*, dure environ deux ou trois semaines. On prescrit les *potions à l'alcool*, les vésicatoires ou mieux les *pointes de feu* et les *ventouses sèches ou scarifiées*. Contre le délire on donne des *préparations au chloral*, et si la température est trop élevée on a recours aux *bains froids*. Pendant la convalescence, il faut prendre de grandes précautions et éviter les refroidissements.

POLYPES. — Végétations adénoïdes, formées de tissus fibreux ou muqueux, dont l'extrémité est libre, et dont le pied ou pédicule est fixé sur les parties voisines. Fréquent dans le lymphatisme, la scrofule, les polypes sont un signe de dégénérescence; ils siègent principalement dans les fosses nasales, le larynx, l'utérus, le vagin, le rectum et peuvent donner lieu à des accidents graves. Il est donc nécessaire de les faire extirper le plus vite possible.

POUX. — Ces parasites, dus la plupart du temps à la malpropreté, siègent dans les cheveux; il existe une autre variété de poux appelée vulgairement *morpions* ou *poux du pubis*, qui habitent les poils du pubis, des aisselles, de la poitrine et parfois même la barbe et la racine des cheveux à la nuque. On détruit facilement les premiers et les seconds à l'aide de frictions au *sublimé*; pour les *poux du pubis*, on emploie aussi l'*onguent gris*.

PRESBYTIE. — Cette affection de la vue, qui consiste à pouvoir distinguer les objets à longue distance, mais à ne pouvoir lire sans éloigner le livre ou le journal à une distance supérieure à 33 centimètres, se corrige par des verres appropriés

PRIAPISME. — Érection permanente ou fréquente de la verge, sans désir vénérien, le priapisme, qui a pour cause ordinaire la blennorragie et la cystite, se traite par les affusions d'eau froide, les *grands bains*, les potions au *bromure de potassium* ou au *camphre*.

PROSTATITE. — L'inflammation de la prostate a pour cause, à l'état aigu, la blennorragie et autres maladies des voies génito-urinaires; avec l'âge elle peut devenir chronique (hypertrophie de la prostate). Caractérisée par de la pesanteur au fondement, et de la difficulté pour uriner et aller à la selle, la prostatite se traite ordinairement par les *grands bains*, les *bains de siège* et les *lavements*. On obtient d'excellents résultats par le *massage du périné*; mais, dans certain cas il faut pratiquer l'*ablation de la prostate*.

PRURIGO. — Cette maladie, caractérisée par l'apparition sur la peau de petits boutons rouges, qui s'accompagnent de vives démangeaisons, a pour cause la saleté ou une inflammation des voies digestives. On y remédie par des soins de propreté, des *grands bains* et des onctions avec la *pommade à l'oxyde de zinc*.

PSORIASIS. — C'est une maladie de la peau qui se traduit par l'apparition, au niveau des articulations, au coude, au genou, et même sous les ongles, de petites plaques blanchâtres qui se détachent lorsqu'on se gratte, sous forme de lamelles. Le psoriasis, d'une durée parfois très longue, se traite par les frictions à l'*huile de cade*, à la *pommade au goudron*, et les *bains sulfureux*. A l'intérieur, on prendra de l'*iodure de potassium*.

PURPURA. — Cette maladie, qui a pour cause un appauvrissement de sang, est caractérisée par l'apparition, sous la peau, de taches rouges, qui donnent lieu à des hémorragies. On emploie les médicaments toniques et reconstituants, *fer*, *quinquina* et une nourriture riche en principes azotés.

PYROSIS. — Ce symptôme, appelé vulgairement *brûlures d'estomac*, se constate au cours de la plupart des maladies de ce viscère : gastrite, dyspepsie, dilatation, ulcère rond, cancer.

Le pyrosis apparaît surtout après les repas, et, pour faire cesser cette douloureuse sensation, il est nécessaire de suivre d'abord un régime alimentaire très sérieux, d'éviter tous les excitants : café, thé, les alcools et les boissons alcoolisées et de prendre après chacun des principaux repas une cuillerée à café de *bicarbonate de soude*.

R

RACHITISME. — Le rachitisme, spécial à l'enfance, a souvent pour cause la syphilis ou les privations, et les mauvaises conditions hygiéniques. Les os se ramollissent, se courbent, se divisent, et donnent lieu à des infirmités incurables, comme le *pied-bot*, la *scoliose*, le *mal de Pott*, etc.

Le traitement consiste à remonter l'organisme de l'enfant à l'aide de fortifiants, *quinquina, huile de foie de morue, sirop de Broussais à la Calceine et aux iodotannates* et d'une bonne nourriture. La cure marine au bord de la mer, amène souvent la guérison ; à son défaut, on donnera des *bains salés*, on fera prendre au malade de l'exercice en plein air, et l'on habitera un logement bien aéré et exposé au soleil.

RAGE. — La rage ou hydrophobie, se communique à l'homme par la morsure des animaux qui en sont atteints. Les principaux symptômes sont, l'horreur de l'eau, et des liquides en général, qui se traduit par l'impossibilité de boire, les convulsions, le délire, l'oppression et enfin l'asphyxie.

Dès que l'on est mordu par un chien suspect, il faut faire saigner la plaie, et au besoin la sucer, puis pratiquer sans délai la cautérisation profonde au thermocautère, avec un fer rougi à blanc, après avoir, au préalable, bien laver la partie malade, enfin on aura recours aux inoculations de *sérum antirabique*.

RECTITE. — Cette inflammation du rectum, s'accompagne de brûlures et de cuissons à l'anus, qui augmentent pendant les selles. Celles-ci sont souillées de pus, ou de mucosités sanguinolentes, et l'on constate souvent la formation d'abcès. On traite la rectite par les lavages rectaux au *permanganate de potasse*, et les *bains de siège* prolongés.

RETENTION D'URINE. — La prostatite, les rétrécissements de l'urèthre, les calculs, la paralysie vésicale, sont les causes ordinaires de la rétention d'urine, qui prend le nom de *dysurie*, lorsqu'il y a simplement difficulté d'uriner, et d'*anurie*, lorsque la rétention est complète. La rétention s'observe encore au cours de la grossesse et de l'hystérie.

Le seul remède au moment de la crise est d'appeler un médecin qui sondera le malade, mais en attendant l'arrivée du praticien on pourra plonger le malade dans un bain qui pourra le faire uriner.

RETINITE. — Maladie de l'œil, toujours fort sérieuse, qui consiste en une inflammation de la rétine, membrane qui reçoit l'impression des images, pour la transmettre au cerveau. Les personnes qui fatiguent leur vue, soit par des lectures assidues, soit par des travaux fins, sont prédisposées à la rétinite, qui survient aussi au cours de la glycosurie, de l'alcoolisme, de la scrofule, du lymphatisme, de la syphilis, etc. Les principaux symptômes sont une douleur très vive au globe oculaire et à la tête, et de la photophobie. Le traitement consiste en dépuratifs iodurés et arsenicaux, en révulsifs, mouches de Milan derrière les oreilles et en frictions à la *noix vomique* ou à la *strychnine*. Le malade portera en outre des verres fumés.

RETRECISSEMENTS. — On distingue principalement les *rétrécissements de l'œsophage* (voir œsophagite), et les *rétrécissements du canal de l'urèthre*. Ces derniers surviennent souvent à la suite d'une blennorragie, ou à toute autre ulcération du conduit; ils se reconnaissent facilement en ce que le jet de l'urine, au lieu de se projeter droit, est contourné en tire-bouchon, et parfois divisé en plusieurs petits filets; dans certains cas, l'urine ne s'écoule que goutte à goutte, et séjourne dans la vessie où elle se décompose et détermine alors une cystite purulente. Quand la maladie s'étend aux uretères et atteint le rein, il se déclare une néphrite, quelquefois mortelle, car l'urine se mélange au sang et détermine l'*urémie*.

Le traitement consiste dans la dilatation progressive du rétrécissement à l'aide de sondes spéciales, appelées *béniqués*. Dans certains cas, il faut avoir recours à une opération, soit par l'*électrolyse*, soit par l'*urèthrotome*. On recommande les *grands bains*, et la *suppression des rapports sexuels*. Le malade devra s'abstenir d'alcool et d'excitants, thé, café.

RHUMATISME. — On distingue plusieurs sortes de rhumatismes : 1° Le *rhumatisme articulaire aigu*, dont les principaux symptômes sont : le gonflement et la rougeur de l'articulation, la douleur, la fièvre, et des transpirations abondantes. Dans certains cas, la douleur est si violente, que non seulement tout mouvement devient impossible, mais encore le malade ne peut supporter le moindre contact sur la partie malade. Ce rhumatisme peut se compliquer d'endocardite, et de péricardite. On emploie comme moyen thérapeutique, l'*antipyrine* à doses fractionnées, ou le salycilate de soude; mais ce dernier médicament a l'inconvénient de donner des bourdonnements d'oreilles absolument intolérables. Un bon remède consiste en badigeonnages sur la partie malade de *salycilate de méthyle*, que l'on recouvrira d'une couche d'ouate, sur laquelle on mettra du taffetas gommé. Si la douleur est trop forte, on fera des onctions avec le *liniment chloroformé*. Le malade gardera la diète lactée, et prendra des eaux minérales alcalines.

2° Le *rhumatisme articulaire chronique*, qui succède au précédent, a les mêmes symptômes, mais considérablement atténués. Il provoque des déformations des articulations, et même parfois l'ankylose. L'endocardite se constate fréquemment; c'est pourquoi l'intervention du médecin est toujours nécessaire pour surveiller le cœur. Le traitement est semblable à celui du rhumatisme aigu, mais le malade prendra, en outre, de l'*iodure de potassium*.

3° Le *rhumatisme musculaire*, moins grave que le rhumatisme articulaire, mais très douloureux, siège dans les muscles, et principalement dans les muscles des membres, du dos (*lumbago*) et du cou (*torticolis*). Les badigeonnages au *salycilate de méthyle* donnent d'excellents résultats.

4° Le *rhumatisme fibreux* qui a le même traitement, siège dans les tendons, qu'il peut déformer et raccourcir, occasionnant ainsi des infirmités incurables.

5° Le *rhumatisme goutteux* (voir *goutte*).

ROSEOLE. — Cette maladie est fréquente chez les enfants, et se caractérise par l'apparition de petites taches rouges sur la peau, qui s'accompagnent d'un mouvement fébrile. On gardera la chambre, en évitant les refroidissements, et l'on prendra des infusions chaudes de bourrache. Pour la roséole syphilitique, voir *syphilis*.

ROUGEOLE. — La rougeole est une fièvre éruptive épidémique et contagieuse, qui atteint spécialement les enfants. Elle débute par une courbature et un malaise général; les yeux larmoient, le nez coule, la fièvre et la toux apparaissent; puis on constate sur la peau de la figure et du corps, une éruption caractérisée par de petites taches rouges, irrégulières, et disséminées, qui ne disparaissent pas sous la poussée du doigt. Cette maladie est ordinairement bénigne, mais elle peut se compliquer de broncho-pneumonie, qui en augmente considérablement la gravité. Le traitement est très simple, il consiste principalement à tenir le malade au chaud, et à le faire suer le plus possible, et « couver dans son jus », à l'aide d'infusions de *bourrache*. On fera en outre de l'antisepsie du nez et de la gorge à l'aide d'eau boriquée et de *gargarismes boratés*.

La toux sera calmée par du sirop de codéine.

RUPIA. — Cette maladie de la peau, manifestation scrofuleuse, est caractérisée par une éruption de vésicules larges, remplies d'un liquide séreux, et qui, en perçant, laissent des ulcérations.

S

SARCOCELE. — Seule, une opération peut guérir cette maladie qui est le cancer du testicule et qui se montre sous la forme d'une tumeur bosselée, irrégulière, qui est le siège de douleurs ordinairement très vives.

SATYRIASIS. — Le satyriasis constitue une sorte de folie sensuelle, qui provoque l'exaltation des désirs vénériens, avec faciliter de renouveler plusieurs fois de suite le coït, sans affaiblissement apparent. Les malades qui en sont atteints, ne reculent devant rien pour assouvir leur désir et peuvent, dans certains cas, commettre un crime. Les *bromures* sont ordonnés à haute dose.

SCARLATINE. — Fièvre éruptive, microbienne, contagieuse et épidémique. L'éruption qui est caractérisée par de petits boutons très rapprochés, qui disparaissent sous le doigt en laissant sur la peau une trainée blanche, est précédée de *malaise général,* de *céphalalgie*, de *maux de reins* et d'une *angine spéciale*; la langue est rouge et couverte d'un enduit blanchâtre. Le malade doit aussitôt s'aliter et garder la chambre pendant au moins quarante jours; car la moindre imprudence, le plus petit refroidissement peut provoquer une néphrite; la présence de l'albumine étant constatée souvent dans les urines au cours de la scarlatine. Dans certains cas graves, la scarlatine peut devenir *hémorragique*; on remarque alors sous la peau de larges taches bleuâtres, ou épanchements sanguins qu'on appelle *pétéchies*.

On fera une antisepsie rigoureuse de la bouche avec des gargarismes au *chlorate de potasse* et l'on badigeonnera la gorge avec un collutoire boraté. Contre la fièvre, on donnera de l'*antipyrine*. Le malade devra conserver la diète lactée. Au bout du deuxième septenaire apparaît la période de *desquamation* et l'épiderme se détache sous forme de lamelles ou de pellicules blanchâtres; lorsque la desquamation est finie, le scarlatineux prendra un grand bain. On aura alors soin de faire soigneusement désinfecter la chambre, le linge, les vêtements et la literie du malade.

SCROFULE. — Maladie héréditaire, spéciale chez les enfants est connue vulgairement sous le nom d'*écrouelles*, d'*humeurs froides* (voir *Abcès froids*). La scrofule peut s'accompagner de *lupus*, de *lichen*, de *périostites*, *d'ostéites*, de *névroses*, de *méningite*, etc. Pour le traitement, voir *Lymphatisme*.

SPASMES. — Contractions musculaires se produisant dans les membres, la face, les paupières, l'estomac, l'œsophage, le diaphragme. Pour faire cesser les spasmes, on aura recours aux *potions bromurées* ou au *sirop d'éther*.

STERILITE. — Cette affection, qui empêche la procréation, peut survenir chez l'homme à la suite d'orchite double, d'excès vénériens, de boissons, ou par l'onanisme. Chez la femme, les maladies de l'utérus et des ovaires sont les principales causes de la stérilité. Le traitement consiste en fortifiants en une bonne nourriture et dans la guérison des affections qui provoquent la stérilité.

STOMATITE. — On distingue la *stomatite simple*, la *stomatite ulcéreuse*, la *stomatite mercurielle*, la *stomatite gangréneuse* et la *stomatite diphtérique*.

Cette inflammation de la bouche produit de la salivation, du gonflement et de l'ulcération des gencives; les dents se déchaussent, l'haleine est fétide.

La stomatite mercurielle est causée par l'abus du mercure et se montre au cours de la syphilis; mais la plus grave de toutes est la stomatite gangréneuse qui s'accompagne d'une altération du sang plus ou moins profonde. En général, il faut prendre de grands soins de la bouche, se faire arracher les dents cariées et se gargariser fréquemment avec du *chlorate de potasse*. Les ulcérations seront cautérisées au *nitrate d'argent*.

STRABISME. — Cette maladie, appelée encore *loucherie*, se guérit ordinairement au moyen d'une légère opération. Chez les enfants, le strabisme peut survenir au cours des convulsions.

SUETTE. — La suette ou *fièvre miliaire* est une maladie éruptive et épidémique qui se montre sous la forme de petits grains saillants, ressemblant à des grains de mil. On constate des troubles nerveux et une transpiration excessive. Il faut tenir le malade au lit, dans une chambre chaude, et prescrire le *sulfate de quinine*.

SURDITE. — Cette infirmité, si elle n'existe pas de naissance ou si elle ne survient pas à la suite d'une maladie de l'oreille : *otite, engorgement de la pompe d'Eustache*, est souvent causée par une obstruction du conduit auditif externe, provoquée par un amas de *cérumen*, sorte de cire qui découle naturellement de l'oreille. Dans ces cas, on guérit facilement cette surdité en faisant dans l'oreille des injections d'eau boriquée chaude qui dissout facilement cette sécrétion.

SYNCOPE. — La syncope est un évanouissement prolongé, pendant lequel les mouvements du cœur et de la respiration semblent abolis. Parfois mortelle, la syncope s'accompagne de lividité de la face et de refroidissement des extrémités; elle a pour cause une contrariété, une grande frayeur et survient principalement au cours de l'anémie, des maladies du cœur et de l'estomac.

Le traitement consiste, après avoir desserré les vêtements et donner le plus d'air possible, de frictionner énergiquement le malade sur les tempes, le front, le corps, surtout sur la région du cœur, avec de la flanelle ou un gant de crin. On appliquera des sinapismes aux membres inférieurs et l'on fera respirer au patient du vinaigre, de l'éther ou des sels anglais.

SYPHILIS. — Maladie vénérienne, contagieuse, se transmettant par contact et par hérédité.

La contagion se produit de muqueuse à muqueuse, lorsque celle-ci est irritée ou présente une excoriation ou une écorchure. Durant l'incubation qui dure de trois semaines à un mois environ, le malade éprouve une forte courbature dans tous les membres, de la céphalée, et une sensation douloureuse à la nuque.

La syphilis comprend trois périodes :

La première est caractérisée par l'apparition du chancre (voir *chancre induré*), qui s'accompagne d'adénite inguinale. Ces deux accidents sont absolument indolores, ce qui les différencie du chancre mou, et de l'adénite qu'il provoque.

La *roséole* constitue le début de la période secondaire. Elle s'annonce par une éruption de taches rouges, arrondies et papuleuses, ayant pour siège de prédilection la poitrine, le ventre, et la partie antérieure des cuisses et des bras. La roséole est suivie d'un autre accident : les *plaques muqueuses*, qui se montrent sur la langue, les lèvres, les parties génitales, l'anus, et dans la bouche et la gorge. Elles sont excessivement contagieuses, et, comme le chancre, transmettent la syphilis.

La troisième période, qui se présente au sixième mois, ou parfois au bout de plusieurs années, est caractérisée par l'apparition des *gommes*. On constate en outre des *périostites*, de la *névrose*, de la *carie*, de l'*ostéite*. Mais cette période n'arrive que chez les gens qui ne sont pas soignés, ou qui, se croyant guéris, ont cessé le traitement.

La syphilis engendre l'ataxie locomotrice, des maladies du cœur et du cerveau.

La *syphilis héréditaire*, souvent mortelle chez les nouveau-nés, est le véhicule de la *tuberculose*, de la *scrofule*, et de l'*épilepsie*.

Le traitement de la syphilis réside surtout dans le mercure. *Pilules de protoiodure de mercure*, ou pilules de Dupuytren, à l'intérieur, et mieux, injections sous-cutanées de *biodure de mercure*. Le malade prendra en outre de l'*iodure de potassium* en solution, qui favorise l'élimination du mercure et il prendra bien soin de sa bouche, en se gargarisant fréquemment avec du *chlorate de potasse*.

Nous avons déjà indiqué le traitement du chancre (voir *chancre*). Quant aux plaques muqueuses, on les cautérisera avec le crayon au *nitrate d'argent;* et pour l'adénite inguinale, on fera des onctions avec l'*onguent napolitain*.

T

TEIGNE. — Maladie contagieuse du cuir chevelu, occasionnée par la présence d'un parasite végétal. Cette affection, fréquente chez les jeunes enfants, et difficile à guérir, se traite avec la *pommade soufrée* et au *goudron,* et avec des lavages fréquents de la tête au *sublimé.* Si ces moyens thérapeutiques échouent, il faut avoir recours à l'*épilation.*

TETANOS. — Cette maladie, d'origine microbienne et très grave, se déclare à la suite d'une plaie ou d'une blessure. On la remarque souvent chez les gens qui soignent les chevaux. Les principaux symptômes sont la raideur du cou et des machoires (*trismus*), et la contracture musculaire. On voit alors le malade se tordre, se contorsionner, en proie à des convulsions horribles. Le malade succombe au bout de quelques jours, dans des souffrances atroces, et en présentant tous les signes de l'asphyxie.

A part les injections de sérum antiténanique, il n'existe pas de traitement rationnel, et l'on ne peut que calmer les douleurs du malade que par la *morphine*.

TORTICOLIS. — Cette maladie, très bénigne, consiste en une contraction douloureuse des muscles du cou ; elle est causée soit par une mauvaise position, soit par un refroidissement, si elle n'est pas due à un état rhumatismal.

On y remédie en tenant le cou enveloppé d'une forte épaisseur d'ouate ou de flanelle, et en faisant des frictions avec un liniment calmant, comme le *liniment chloroformé*.

TRANSPIRATION. — Les transpirations s'observent dans certaines maladies, comme l'anémie, et principalement dans la phtisie (voir tuberculose), mais elles se présentent souvent chez certaines personnes, par suite d'un relâchement des pores ; c'est ainsi qu'on remarque les sueurs des mains, des aiselles, et des pieds, qui s'accompagnent parfois d'une odeur fade et mauvaise. Comme elles sont ordinairement un signe de faiblesse, il faut recourir aux fortifiants, à l'*huile de foie de morue*, et à la *suralimentation*. Le traitement local consiste en lotions au *permanganate de potasse* ou au *sublimé*, en bains de pieds froids et fréquents, dans lesquels on mettra de la *poudre d'alun*. Cette poudre sera également mise dans les chaussettes ou dans les bas.

TRICHINE. — La trichine est transmise à l'homme par la viande de porc; elle est due à la présence dans les muscles de vers minuscules, qui s'y enkystent, et y produisent des accidents, le plus souvent mortels, car il n'existe aucun remède efficace contre cette maladie. On s'en préserve facilement, d'ailleurs, en faisant cuire avec soin les viandes de porc.

TROUBLES MENSTRUELS. — Fréquents dans l'anémie, la chlorose, et au moment du retour d'âge, on désigne ces troubles sous le nom d'*aménorrhée*, lorsque les règles sont supprimées, et de *dysménorrhée*, lorsque la menstruation est difficile et douloureuse. Il faut prendre des reconstituants, *pilules du Dr Michells*, à la dose de une à chaque repas, *quinquina, glycérophosphate de chaux, préparations arsenicales;* des emménagogues, comme l'*apiol*.

TUBERCULOSE. — La tuberculose est un des plus terribles fléaux de l'humanité; tous les ans, elle coûte la vie à plus de 150.000 Français. De récentes statistiques ont montré que sur 100 personnes, 25 ont été ou sont tuberculeuses, et cela n'a rien de surprenant si l'on songe que chacun est exposé à absorber, à un moment donné, le terrible microbe, disséminé un peu partout.

Comment se préserver de la tuberculose ?

Cela est heureusement facile; les travaux

du Professeur Metchnikoff de l'Institut Pasteur et du Professeur Robin de la Faculté de Médecine, ont montré qu'il suffisait d'enrichir l'organisme en chaux, pour lui permettre de se défendre contre le bacille tuberculeux. Mais, il ne suffit pas malheureusement d'absorber de la chaux sous les formes ordinaires (phosphate ou carbonate) pour qu'elle se fixe dans les tissus, les combinaisons organiques, associées à des stimulants de la nutrition peuvent seules produire un résultat utile, les cachets à la calceine de Broussais dont la formule a été inspirée de travaux tout récents conviennent particulièrement comme médication reconstituante et préservative.

Lorsque la tuberculose sera déclarée, on devra avoir recours au même traitement calcifiant qui donnera de merveilleux résultats si l'on a su intervenir à temps; lorsque les malades ont craché la moitié de leurs poumons, il n'y a malheureusement plus guère à espérer; mais, au début, lorsque la maladie est encore à l'état latent, on a 99 chances pour 100 d'obtenir rapidement la complète guérison.

Il est donc très important que tout le monde soit à même de reconnaître les premiers symptômes de la tuberculose; ces symptômes n'alarment en général ni les malades ni leur entourage, car ils évoluent sournoisement sans grandes manifestations, mais il sont cependant faciles à reconnaître et leur ensemble ne trompe pas. Lorsque l'on observe ou que l'on ressent à des intervalles plus ou moins rapprochés des *points de côté* ou des *douleurs vagues*, dans le dos, entre les épaules ou dans les omoplates, de la *fatigue* au moindre effort, un *amaigrissement* particulièrement marqué aux épaules et au devant du cou, une *toux sèche* le matin au réveil, ou au moindre refroidissement, des *sueurs nocturnes* qui réveillent parfois, de la fièvre le soir, fièvre exagérée par les travaux pénibles, on peut être persuadé que l'on se trouve en présence d'une tuberculose au début.

On est sûr d'enrayer le mal, en instituant immédiatement le traitement rationnel dont voici les principales indications :

1° Eviter dans la mesure du possible les *travaux fatigants, les variations brusques de température* et *l'humidité*;

2° Respirer largement; aérer son appartement, la chambre à coucher en particulier;

3° Supprimer l'usage du *vin pur*, des *liqueurs*, des *apéritifs*;

4° Faire de la suralimentation, insister sur les *viandes saignantes* et les *légumes*, supprimer les salades et les crudités;

5° Prendre régulièrement un *cachet à la Calcéine de Broussais* à chaque repas (les enfants remplaceront les cachets par le si-

rop à la Calceine). Sous l'influence de ce traitement, les malades engraissent, reprennent leurs forces et voient tous les symptômes inquiétants disparaître les uns après les autres.

La Calceine, étant une préparation organique, peut être prise sans aucun inconvénient par les estomacs les plus délicats.

Lorsque la tuberculose se porte au cerveau, elle constitue la *méningite tuberculeuse*, toujours mortelle. Elle se porte encore sur l'intestin, et dans certains, se généralise, *tuberculose généralisée*. N'oublions pas que la tuberculose est héréditaire et que son principal véhicule est l'alcoolisme.

TUMEUR. — En outre des tumeurs cancéreuses, des kystes, des lipomes, des polypes, etc., on constate une maladie des articulations caractérisée par un épanchement de liquide avec gonflement des os et des parties molles, c'est ce qu'on appelle la *tumeur blanche*, qui siège principalement au genou et à la hanche. La tumeur blanche est due à la tuberculose ou à la scrofule, mais peut succéder à une arthrite. Les *vésicatoires*, les *pointes de feu*, l'*immobilisation* de l'articulation, la *suralimentation* et l'*iodure de potassium*, constituent le traitement ordinaire.

Les *tumeurs érectiles* sont formées par l'inflammation des artérioles ou des veines et forment sous la peau des saillies de couleur lie-de-vin, désignées vulgairement sous le nom d'*envies,* quand elles sont petites. Elles sont molles, et, lorsqu'elles sont volumineuses, elles peuvent occasionner des hémorragies mortelles. L'intervention du médecin est indispensable. Le traitement consiste en encerclage de la tumeur, et en injections hypodermiques dans tout son pourtour, d'une *solution de sulfate de zinc.*

TYPHLITE. — La typhlite, plus connue sous le nom d'*appendicite,* est caractérisée par l'inflammation de l'appendice du *cœcum* ou *appendice vermiculaire.* Elle est causée par l'obstruction de ce cul-de-sac, par un corps étranger, et le plus souvent par des matières fécales. Le traitement médical consiste principalement en *application de glace* sur l'appendice, mais si l'on constate une violente inflammation, qui dénote la formation d'une collection purulente, il faut recourir à l'opération.

TYPHUS. — Maladie infectieuse et contagieuse, se développant surtout parmi les agglomérations d'hommes. Ses symptômes sont un frisson violent et de longue durée, de la céphalalgie, de l'anorexie, de l'insomnie et d'une douleur dans tous les membres. La face est pâle et contractée, les lèvres sont sèches, la langue est fuligineuse et le malade perd connaissance, et entre parfois dans un coma mortel. Le traitement est celui de la fièvre typhoïde.

U

ULCERES. — Les plus fréquents sont les ulcères variqueux, qui proviennent de la rupture des varices, dilatations sinueuses, qui se montrent sous forme de cordons, bleuâtres, sinueux et couverts de nodosités. Les ulcères variqueux sont toujours longs à guérir. Le traitement consiste en pansements humides antiseptiques et dans le repos allongé.

URTICAIRE. — Cette maladie, fréquente chez les arthritiques se montre à la suite de l'usage des fraises, des poissons, des coquillages et des crustacés. Elle est constituée par de petites taches rouges, semblables aux piqûres que produisent les orties et qui s'accompagnent de violentes démangeaisons. L'urticaire se guérit facilement à l'aide de purgatifs salins, comme le sulfate de soude. On calme les démangeaisons en les saupoudrant de poudre d'amidon, ou en faisant des onctions avec la pommade à l'oxyde de zinc.

V

VAGINITE. — La vaginite est pour la femme ce que la blennorragie est pour l'homme. Elle est caractérisée par un prurit des lèvres, une sensation de brûlure dans le vagin, dont la muqueuse est rouge et chaude, et par un écoulement visqueux, jaunâtre et assez abondant, qui souille le linge. Le traitement consiste dans les injections chaudes et répétées plusieurs fois par jour de *permanganate de potasse.* Nous avons indiqué à l'article blennorragie les autres moyens thérapeutiques.

La vaginite s'accompagne souvent d'une inflammation de la glande de bartholin, située sur les grandes lèvres, c'est ce qu'on appelle la *bartholinite.* Cette affection nécessite une légère opération.

VARICELLE. — Connue surtout sous le nom de *petite vérole volante,* la varicelle est une maladie bénigne, épidémique et contagieuse, qui est spéciale à l'enfance. Elle est caractérisée par l'apparition sur la face et le corps de petites vésicules remplies d'un liquide limpide, la fièvre apparaît et le malade est obligé de s'aliter. La guérison arrive au bout de quelques jours. Pour calmer les démangeaisons on enduira les vésicules avec de la *vaseline* ou de la pommade à l'*oxyde de zinc* et on les saupoudrera de *poudre d'amidon*. La diète lactée est exigée, et le malade se purgera avec de l'*huile de ricin*.

VARICES. — Les varices sont l'inflammation de veines superficielles ou profondes. Elles sont fréquentes chez les personnes qui se tiennent debout (commis de magasin, etc.) et chez celles qui font des excès de marche. Quand elles sont volumineuses elles peuvent se rompre et provoquer de violentes hémorragies que l'on arrêtera par des applications de perchlorure de fer, ou en saupoudrant l'endroit malade avec de l'antipyrine; il se forme alors des ulcères variqueux. Enfin les varices se compliquent, dans certains cas, de phlébite.

Le traitement consiste à porter, dès que les varices deviennent gênantes, des *bas élastiques* ou à serrer le membre qui en est atteint avec une bande de *Velpeau*.

Nous avons indiqué, à l'article hémorroïdes, les varices du rectum.

Le *varicocèle* constitue la varice du cordon testiculaire. Il est peu dangereux, mais exige le port d'un suspensoir. Toutefois, quand le varicocèle devient trop douloureux, il faut recourir à l'opération.

VARIOLE. — Cette maladie est toujours à redouter, surtout en temps d'épidémie, où elle présente les formes connues sous le nom de *variole noire* ou *variole hémorragique,* qui est presque toujours mortelle.

Beaucoup moins fréquente aujourd'hui, à cause de la vaccination, la variole débute par un malaise général, une courbature, de la céphalalgie, des douleurs dans les reins, des vomissements et une fièvre très élevée.

A ces symptômes succède une éruption caractérisée par de petits boutons rouges et saillants, qui se transforment en pustules, qui, en se desséchant, forment des croutes qui laissent des taches indélébiles. Toutefois, on évite ces stigmates en recouvrant le visage d'une couche de *collodion élastique* et en cautérisant les pustules au *nitrate d'argent.* Dès l'apparition de la maladie, il faut isoler le malade et pratiquer la désinfection de l'appartement, de la literie, du linge et des vêtements.

VEGETATIONS. — En outre des végétations adénoïdes, que nous avons décrits à l'article *polypes,* on désigne sous ce nom de petites excroissances vénériennes, mais non syphilitiques, qui siègent sur les parties sexuelles et à l'anus et qui se transmettent par le contact; ce sont les *crêtes de coq,* les *choux-fleurs*, les *condylomes*. Pour les faire passer, il faut tenir très propres les parties malades en les lavant avec une *solution de sublimé*, puis on cautérisera les végétations au *nitrate d'argent;* si elles sont volumineuses, on pourra les faire tomber en serrant fortement leur pédicule avec un fil de soie; mais, ordinairement, il faut les couper avec des ciseaux.

VENIN. — Liquide malfaisant secrété par les serpents, les araignées et certains insectes. Si l'on est mordu par une vipère, il faut aussitôt faire une ligature très serrée audessus de la morsure, laver la plaie avec un liquide antiseptique et le cautériser avec l'*ammoniaque*, l'*acide phénique*, ou mieux le *thermocautère* ou le *fer rouge*. Si le malade éprouve des malaises, on le frictionnera, et on lui donnera à boire du thé ou du café alcoolisés.

VERRUES. — Connues vulgairement sous le nom de *poireaux*, les verrues sont de petites papilles de peau qui siègent principalement aux mains. On les fait passer en les cautérisant soit avec de l'*acide acétique*, soit avec de l'*acide chromique*, en ayant soin de ne pas en répandre sur les parties saines.

VERS. — On distingue : le *tœnia* ou *ver solitaire*, qui siège dans l'intestin grêle, et peut avoir plusieurs mètres de longueur. Il annonce sa présence ordinairement par une augmentation considérable de l'appétit, de l'amaigrissement, des crampes d'estomac et des coliques. Les personnes qui en sont atteintes remarquent dans leurs selles de petits rubans blanchâtres, qui sont les anneaux du parasite. On fait passer facilement le tœnia en gardant la diète lactée pendant un jour et en prenant le lendemain à jeun, à cinq minutes d'intervalles, dix capsules *d'extrait éthéré de fougères mâles.* Un quart d'heure après l'ingestion de ce médicament on prendra 40 grammes d'huile de ricin. On aura soin de préparer auparavant un seau rempli aux trois quarts d'eau tiède, sur lequel on se mettra pour rendre le ver. On évitera ainsi de casser le ver. Il faut toujours se rendre compte si la tête du parasite, grosse comme une tête d'épingle a été rendue; sinon l'opération est à recommencer.

Les *oxyures* ou *ascarides,* fréquents chez les enfants, sont de petits vers blancs, siégeant à l'anus, où ils provoquent des démangeaisons insupportables. Contre eux on emploie les *biscuits Saint-Didier à la santonine,* à la dose de un demi-biscuit pour les enfants de 2 à 4 ans, et d'un biscuit pour les enfants plus âgés.

Les *filaires de médine* se trouvent dans le sang, le tissu cellulaire et les ganglions lymphatiques.

VOMISSEMENT. — Les vomissements, qui se montrent au cours des maladies d'estomac, sont aussi le symptôme de certaines maladies, et particulièrement des fièvres éruptives. On distingue les vomissements alimentaires, les vomissements bilieux, les vomissements acides, les vomissements de sang ou *hématémèses*, et enfin les *vomissements de matière fécale* qui se présentent au cours de la hernie étranglée ou de l'obstruction intestinale.

Z

ZONA. — Le zona est une manifestation herpétique, qui siège à la poitrine ou sur la région lombaire. Il affecte une forme demi-circulaire et donne lieu à des douleurs intolérables. Le traitement est celui de l'herpès.

FIN

Grande Imprimerie de Troyes, 126, rue Thiers

www.ingramcontent.com/pod-product-compliance
Ingram Content Group UK Ltd.
Pitfield, Milton Keynes, MK11 3LW, UK
UKHW022101260726
13993UKWH00001B/259

9 782019 957322